Cinco lições de psicanálise
1910

Copyright da tradução e desta edição © 2019 by Edipro Edições Profissionais Ltda.

Título original: *Über Psychoanalyse*. Publicado pela primeira vez nos Estados Unidos, no *American Journal of Psychology*, em 1910. Traduzido a partir da 1ª edição (em alemão).

Todos os direitos reservados. Nenhuma parte deste livro poderá ser reproduzida ou transmitida de qualquer forma ou por quaisquer meios, eletrônicos ou mecânicos, incluindo fotocópia, gravação ou qualquer sistema de armazenamento e recuperação de informações, sem permissão por escrito do editor.

Grafia conforme o novo Acordo Ortográfico da Língua Portuguesa.

1ª edição, 2ª reimpressão 2023.

Editores: Jair Lot Vieira e Maíra Lot Vieira Micales
Coordenação editorial: Fernanda Godoy Tarcinalli
Produção editorial: Carla Bitelli
Assistente editorial: Thiago Santos
Tradução: Saulo Krieger
Prefácio: Guilherme Marconi Germer
Edição de texto: Marta Almeida de Sá
Preparação: Thiago de Christo
Revisão: Vânia Valente
Editoração eletrônica: Estúdio Design do Livro
Capa: Marcela Badolatto

Dados Internacionais de Catalogação na Publicação (CIP)
(Câmara Brasileira do Livro, SP, Brasil)

Freud, Sigmund, 1856-1939.

Cinco lições de psicanálise (1910) / Sigmund Freud ; tradução de Saulo Krieger ; prefácio de Guilherme Marconi Germer. – São Paulo: Cienbook, 2019.

Título original: Über Psychoanalyse.

ISBN 978-85-68224-06-9 (impresso)
ISBN 978-85-68224-07-6 (e-pub)

1. Freud, Sigmund, 1856-1939 2. Psicanálise 3. Psicologia I. Germer, Guilherme Marconi. II. Título.

18-22637   CDD-150.1952

Índice para catálogo sistemático:
1. Psicanálise freudiana : Psicologia : 150.1952

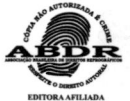

Iolanda Rodrigues Biode – Bibliotecária
– CRB-8/10014

edipro

São Paulo: (11) 3107-7050 • Bauru: (14) 3234-4121
www.edipro.com.br • edipro@edipro.com.br
@editoraedipro   @editoraedipro

O livro é a porta que se abre para a realização do homem.
Jair Lot Vieira

SIGMUND FREUD

Cinco lições de psicanálise
1910

Prefácio
GUILHERME MARCONI GERMER
Doutor em Filosofia pela Unicamp,
pós-doutorando em Filosofia pela USP.

Tradução
SAULO KRIEGER
Graduado em Filosofia pela USP
e doutorando em Filosofia pela Unifesp.
Bolsista na Université de Reims, na França.

edipro

Prefácio

A obra *Cinco lições de psicanálise* (1910) consiste na exposição mais concisa de Freud da história e em consequências da psicanálise. Junto ao verbete "psicanálise" (1926), escrito por Freud para a *Encyclopaedia Britannica*, as lições são muito recomendáveis a quem quer ter uma introdução sucinta e didática do "método de investigação e cura" freudiano.[1] Diferentemente do verbete na enciclopédia, que ressalta mais a importância teórica e científica psicanalítica, *Cinco lições de psicanálise* se concentra mais em sua função técnica e terapêutica. Embora ambos os lados sejam mutuamente dependentes, a aplicação terapêutica precedeu, cronologicamente, a teorização científica da psicanálise, o que torna esta obra ainda mais preciosa como porta de entrada a essa doutrina.

As cinco conferências aqui vertidas ao português foram apresentadas por Freud entre 6 e 10 de setembro de 1909, na Clark University (Worcester [Estados Unidos]). Com elas, Freud inaugurou uma importante fase de expansão da psicanálise além do continente europeu. Apesar de seu caráter

---

1. Sigmund Freud, *Über Psychoanalyse – fünf Vorlesungen*, Trad. S. Krieger. In: *Gesammelte Werke*. Londres: Imago Publishing Co., 1943; doravante abreviada por *GW*, v. 8, p. 3.

introdutório, essas lições também podem ser interessantes aos *experts* nessa ciência, pois o desafio colocado a Freud de sintetizar seu trabalho a um auditório novo, neutro e muito exigente, sobretudo quanto às implicações práticas de sua criação, motivou-o a resumir com maestria as principais fases de desenvolvimento e perspectivas da psicanálise desde seu solo original: a práxis curativa.

Na primeira lição, Freud detalha o "primeiro auxílio terapêutico" (*idem*, p. 7) da pré-história psicanalítica: conduzido pelo doutor Josef Breuer, com quem publicaria os célebres *Estudos sobre histeria* (1895) anos mais tarde, o tratamento teve por paciente Bertha Pappenheim, que sofria de histeria e que entraria para a história com o pseudônimo de Anna O. Em seu tratamento, a sensibilidade de Breuer foi fundamental, pois, diferentemente dos médicos tradicionais, Breuer não se limitou a dizer à paciente que a causa de sua enfermidade não era um "acometimento orgânico do cérebro"[2] ou algo de ordem anatômica ou fisiológica, mas buscou auxiliar com uma prática psicológica que seria o ponto de partida do desenvolvimento freudiano, de sua própria metodologia.

Breuer deu uma importância especial às imagens e palavras, aparentemente sem sentido, murmuradas por Anna O. em seus estados de delírio. Com a intensificação dessas catarses por meio da hipnose, logrou extrair cada vez mais da paciente uma barafunda de "sonhos diurnos", após os quais Anna O. sempre dizia se sentir aliviada. Embora a *talking cure* ou a

---

2. *Ibidem*, p. 5.

"limpeza de chaminé"[3] – como a denominou a paciente – eliminasse os sintomas por certo tempo, esses retornavam regularmente; o que exigiu dos médicos mais aprofundamento na técnica então nascente.

Uma pista decisiva para Breuer foi a observação de que a eficácia do desaparecimento de sintomas se dava em proporção direta à capacidade do paciente de se recordar da cena original em que o sintoma aparecera pela primeira vez. Com base nisso, Breuer e Freud generalizariam, anos mais tarde, que não apenas a cura da histeria como também de todas as neuroses pressupunha a consciência de representações e afetos que estiveram em sua origem, mas foram estranhamente esquecidos. Na explicação dessa etiologia, Freud elaboraria, primeiro, a teoria do trauma, e, no final dos anos de 1890, destacaria o papel da fantasia nesses conflitos originais, que após seu esquecimento passavam a deslocar sua carga aflitiva a sintomas substitutos.

Na gênese dessa teoria, foi fundamental o conhecimento freudiano dos experimentos de Jean-Martin Charcot e Hippolyte Bernheim, entre os quais a sugestão pós-hipnótica. Esse intrigante fenômeno se inicia com uma ordem que um hipnotizador dá a um hipnotizado durante a hipnose, e que é regularmente cumprida pelo hipnotizado sem que esse se recorde dela. Segundo Freud, a sugestão pós-hipnótica é uma espécie de arquétipo do influxo do inconsciente sobre a consciência: se, nela, representações inconscientes provocavam efeitos decisivos

---

3. *Ibidem*, p. 7.

sobre a consciência, por que algo semelhante não poderia estar em curso nas psicopatologias? Aprofundando essa reflexão, Freud proporia o seguinte modelo de explicação a histeria e neurose: houve um conflito original e psíquico entre representações investidas de afeto, seguido do esquecimento de pelo menos uma delas. Sua carga afetiva, porém, não desapareceu, mas se conectou a algum elemento acidental da representação original, e, desde então, surgiu ao paciente uma estranha fixação nesse elemento, que pode durar décadas e que só pode ser removida com a recordação da conexão original. Quando a fixação ocorre sobre palavras, representações ou imagens, tem-se a neurose; e, quando seu objeto são as "inervações e inibições corpóreas",[4] padece-se de histeria.

Em ambos os casos, é basicamente o mesmo mecanismo que entra em jogo: a consciência experimenta o nascimento de um fenômeno doloroso, inexplicável e oriundo de um agrupamento anímico independente. A cura desse fenômeno, chamado sintoma, exige o percurso inverso de toda a cadeia causal que levou à fixação; portanto, desde a consciência do sintoma até o conflito original e esquecido. Desde a primeira versão – catártica e hipnótica – dessa técnica de regressão, de Breuer ao método freudiano, algumas transformações entraram em cena – o que Freud detalha na segunda lição.

Muito foi ganho, particularmente, com a substituição da hipnose pela livre associação de ideias, e pela permuta do conceito

---

4. *Ibidem*, p. 14.

de esquecimento a ela associada pelo conceito de repressão. Em ambos os avanços, a ciência de um segundo experimento de Bernheim foi decisiva; a saber, Bernheim demonstrara que, com certa insistência na interpelação dos pacientes após a sugestão hipnótica, esses eram capazes de se recordar das ordens, que pareciam fora do alcance de suas memórias. Com base nessa evidência, Freud concluiu que as "lembranças esquecidas não tinham sido perdidas. Elas estavam de posse do doente (...) mas havia uma força a impedir que se tornassem conscientes".[5] Algo ativo, portanto, estava em jogo, e não meramente passivo. Por uma razão de economia explicativa, Freud estabeleceu que essa força que impedia a recordação da ordem na sugestão pós-hipnótica era a mesma que, no passado dos pacientes, expulsara as representações traumáticas e patogênicas da consciência: doravante, ela se chamaria repressão, para que sua atividade permanente fosse ressaltada.

Com base no novo conceito, o quadro de histeria e neurose adquiriu o seguinte formato: após o "afloramento do estímulo de um desejo que se mostra incompatível com as exigências éticas e estéticas da personalidade",[6] a psique tenta resolver o conflito com a repressão da "representação que, ante a consciência, aparecia como portadora daquele desejo inconciliável". Essa tentativa irracional de "proteção da personalidade anímica",[7] porém, sempre fracassa, pois o desejo

---

5. *Ibidem*, p. 20.
6. *Ibidem*, p. 21.
7. *Ibidem*.

conflitivo continua agindo desde o inconsciente, por meio de sintomas que apenas substituem a representação original. Portanto, a cura pressupõe não apenas a rememoração mas também a substituição da repressão por uma relação mais consciente com o conflito. Segundo Freud, o conceito de repressão não foi formulado por Breuer, sobretudo porque o método de catarse hipnótica aplicado pelo colaborador encobria a resistência do paciente contra a rememoração, uma vez que a repressão é mais forte sob o estado normal do que sob a hipnose. Por isso, a descoberta da repressão esteve conectada, desde o início, com a sondagem freudiana das causas remotas dos sintomas por um método menos cansativo e mais dialógico do que a hipnose: a "livre" associação de ideias. Esse avanço teve um caráter platônico pouco reconhecido até hoje: em última instância, a deficiência da catarse hipnótica era a de que, por ser um processo muito mais somático do que consciente – isto é, por não fazer da palavra um veículo fixo, mas apenas fluido da conscientização –, sua revelação do inconsciente era facilmente perdida, permitindo assim o retorno de sintomas. Assim como para Platão a dialética, que tem a mesma raiz que dialogar, é o sumo caminho às verdades mais essenciais humanas,[8] Freud também concluiu que o nosso autoconhecimento deveria ter por base o diálogo, com a diferença de que esse seria cultivado em uma atmosfera semi-hipnótica e

---

8. Cf. Platão, *A República*. Trad. C. A. Nunes. Belém: Editora da Universidade Federal do Pará, 2016, VII, p. 533b-c.

se desenvolveria de modo "livre" – isto é, sem que as causas fossem procuradas de uma maneira direta, o que intensifica a força da repressão.

Quanto ao princípio de que é melhor conhecer do que "esquecer-se" de nossos conflitos profundos: ele também tem uma origem platônica. Segundo o grego: "Quem erra na escolha dos prazeres e sofrimentos, isto é, dos bens e dos males, erra por falta do conhecimento".[9] Somente quem sabe medir, isto é, quem é dono da ciência da "verdadeira relação das coisas (...) assegura à própria alma tranquilidade (...) e salvação".[10] Falta de medida e desproporção psíquica, por sua vez, são sinônimos de ignorância: logo, só é feliz, virtuoso e autônomo quem possui o autoconhecimento – o que certamente deve incluir todos os nossos conflitos.[11]

Essa última condição foi defendida por Schopenhauer de uma maneira ainda mais surpreendentemente pré-psicanalítica – como o próprio Freud o reconhece:

> Todo evento novo e adverso deve ser assimilado pelo intelecto, isto é, deve ser situado no sistema de verdades conectadas com a nossa vontade e os seus interesses, seja lá o que for preciso deslocar em nossa mente e que seja mais agradável. Tão logo isso é realizado, a adversidade passa a nos ferir menos. Essa operação

---

9. Platão, *Protágoras*. Trad. C. A. Nunes. Belém: Editora da Universidade Federal do Pará, 2002, 257c.
10. *Ibidem*, 356e.
11. Cf. Platão, *Sofista*. Trad. J. Paleikat e J. C. Costa. *In*: Coleção *Os Pensadores*. São Paulo: Abril Cultural, 1972, 227d-229a.

é muito dolorosa, e, em certos casos, conquistada de maneira lenta e contra grandes resistências. A saúde mental, porém, só pode ser preservada com a conclusão bem-sucedida dessa operação em todos os casos necessários.[12]

Na esteira de Platão, Voltaire, Schopenhauer, Nietzsche e tantos outros filósofos que definiram o autoconhecimento pleno como a condição da saúde mental, Freud aprofunda essa sabedoria ao demonstrar o mecanismo que leva à "repressão da ideia a que esteve atrelado o desejo insuportável",[13] em linha reta, à formação de sintomas. Esse fracasso se deve ao fato de o estímulo do desejo reprimido continuar existindo no inconsciente, o que provoca os sintomas, que nada mais são do que "formações substitutivas, desfiguradas e tornadas irreconhecíveis", com o fim de contornar a repressão e, assim, poder acessar a consciência. Essa roupagem substitutiva, via de regra, é construída com base em elementos secundários e insignificantes da representação original, daí a necessidade da recordação da cena original em que a representação proibida foi vinculada ao sintoma: o sintoma apresenta os principais elementos ao rastreamento de nossos desejos e representações mais íntimas.

A maior originalidade de *Cinco lições de psicanálise* talvez seja a síntese de Freud das três maneiras básicas pelas quais a

---

12. Arthur Schopenhauer, *Die Welt als Wille und Vorstellung, Band II*. W. F. von Löhneysen (org.). *In*: *Sämtliche Werke*. Stuttgart, Suhrkamp, 1986, v. 2, p. 517.
13. Sigmund Freud, *Über Psychoanalyse – fünf Vorlesungen*, Trad. S. Krieger. *In*: *GW*, v. 8, p. 25.

psicanálise pode conduzir os conflitos a um "final feliz": (1) o paciente se convence de que o rechaço do desejo patogênico é irrazoável, e é levado a "aceitá-lo, no todo ou em parte";[14] (2) aceita sua reprovação como justa e procura substituir a satisfação natural desse desejo por outra, mas conectada com as "operações espirituais mais elevadas do ser humano",[15] como a arte, a ciência, o esporte etc.; ou (3) substitui a repressão inconsciente pelo "juízo adverso, levado a cabo pelos melhores meios":[16] a consciência. Respectivamente, portanto: a satisfação direta, a sublimação ou o controle consciente do desejo até então reprimido. Muitas vezes, uma combinação desses recursos é a mais eficaz.

Na terceira lição, Freud resume os principais resultados da extensão da psicanálise a fenômenos psicológicos igualmente pertencentes à vida normal e sadia, como os sonhos, os "atos falhos e sintomáticos"[17] e os chistes. A incompreensão e mesmo o desprezo quanto à abordagem científica desses fenômenos – conta o autor – eram muito acirrados em sua época, e, juntos à resistência predominante por autoconhecimento, faziam com que existisse uma espécie de acordo tácito de que esses fenômenos eram insignificantes e ocasionais. Nas antípodas dessa tendência, Freud estendeu sua técnica aos últimos e colheu resultados tanto teóricos quanto práticos.

---

14. *Ibidem*, p. 25.
15. *Ibidem*, p. 26.
16. *Ibidem*, p. 57.
17. *Ibidem*, p. 38.

A interpretação dos sonhos – afirma – consiste na "*via regia* para o conhecimento do inconsciente",[18] pois, como os sonhos infantis revelam muito bem, a tendência dominante nos sonhos é a da realização dos desejos, em geral, despertados pelas vivências do dia anterior. Os sonhos infantis revelam isso de maneira tão clara que carecem completamente de interpretação. No caso dos adultos, a essência é a mesma, mas a aparência, inversa: suas absurdas simbolizações oníricas só podem ser compreendidas como resultados de desejos desfigurados pela repressão, em um processo chamado de trabalho onírico. Assim, os desejos inconscientes e que investem representações proibidas alcançam satisfação, ante a consciência, apenas se lograrem evitar a repressão, por meio de disfarces, em um processo muito semelhante à formação de sintomas: assim como esses substituem representações reprimidas, sendo construídos com base em elementos secundários das últimas, a encenação manifesta dos sonhos também é tecida com base em vínculos remotos com conteúdos latentes e inconscientes, que são substituídos por aquela (para fugirem à repressão) e que podem ser descortinados por meio da interpretação dos sonhos.

Como o conteúdo manifesto do sonho é, à luz da psicanálise, uma deformação de pensamentos latentes, oriundos de intenções ocultas e desejos inconscientes, produzida justamente em um momento em que tanto a percepção externa da realidade quanto a força da repressão se encontram atenuadas,

---

18. *Ibidem*, p. 32.

Freud ressalta a riqueza que os sonhos oferecem ao autoconhecimento – a qual, desprezada pelos modernos, não foi de modo algum desvalorizada pelos antigos: intuição pela qual esses superaram aqueles nesse tópico.

Além dos sonhos, também os chistes e os atos falhos são ocorrências substitutivas e desfiguradas, segundo Freud, cuja interpretação permite lançar luz sobre nossas intenções ocultas e nossos desejos reprimidos. Os chistes evidenciam da maneira mais clara o processo de formação substitutiva, sublinhado por Freud também nos demais fenômenos: eles partem sempre de uma fantasia manifesta, inapropriada e deslocada, que apenas *alude* a um insulto, o qual provoca risos nos ouvintes, caso esses não sejam afetados pelo insulto ou o considerem demasiado leve ou grosseiro. A mesma natureza de complexo, isto é, de grupo de representações interconectadas, entre as quais algumas são ocultas ou inconscientes, também possuem o esquecimento inesperado das coisas mais simples, os deslizes cotidianos de fala, leitura e escrita, a manipulação, a perda e a quebra de objetos, os pequenos gestos, aos quais não se presta muita atenção etc. Todos esses atos falhos não possuem nenhuma causa – argumenta Freud – apenas para quem não entendeu a rigorosidade do determinismo causal entre os fenômenos reais, o que inclui as ações e omissões humanas. Na esteira dessa tendência filosófica amplamente dominante na modernidade, Freud cobra, dos fenômenos citados e confundidos com ocasionais, causas, entre as quais se destacam os "impulsos e intenções que devem ser relegados e ocultados da própria consciência, ou que provêm das próprias moções de desejos e complexos reprimidos".[19]

Não há ceticismo nem pessimismo em Freud quanto à capacidade humana do autoconhecimento de parte de seu inconsciente. Por outro lado, há a advertência de que a psicanálise não é uma técnica autoevidente, e que, portanto, deve ser aprendida e aplicada profissionalmente. Munido com todos os recursos aqui resumidos, Freud acredita ser possível expandir o conhecimento até as nossas raízes mais profundas, e, junto a isso, perseverar na vitória contra o "sofrimento provocado pela formação de sintomas substitutivos".[20] Na quarta lição, Freud desdobra sua polêmica teoria da sexualidade, que, junto com a descoberta do inconsciente, constitui a "terceira ferida" por ele provocada no "narcisismo da humanidade" (precedida apenas por Copérnico e Darwin).[21] Embora tenham sido um escândalo à sociedade, e mesmo à comunidade científica da época, ambas as lições tampouco eram novas na filosofia: Schopenhauer (e Nietzsche) já argumentara, com radicalidade, que "a vontade sempre aparece na autoconsciência como o elemento primário e fundamental, e afirma, assim, sua completa preeminência sobre o intelecto, que se aparenta mais ao elemento secundário, subordinado e condicionado".[22]

---

19. *Ibidem*, p. 38.
20. *Ibidem*, p. 39.
21. Cf. Sigmund Freud, Karl Abraham, *Briefe 1907-1926*. In: VON HILDA, C.; FREUD, E. L. (org.). Frankfurt, S. Fischer, 1965. Carta de 25/3/1917, p. 237.
22. Arthur Schopenhauer, *op. cit.*, 1986, p. 257.

Quanto a um conceito de sexualidade além da função reprodutiva, Platão também já tinha definido Eros como um gênio intermediário entre os homens e os deuses, responsável pela participação parcial dos primeiros na imortalidade dos segundos. A eternização erótica humana – ensinava Diotima – ocorre com a geração, a criação e a parturição, "não só no corpo como na alma".[23] A reprodução biológica é apenas o primeiro nível em que isso toma corpo: "Pelo fato de deixar o que parte e envelhece um outro ser novo, tal qual ele mesmo era (...), o mortal participa da imortalidade, no corpo como em tudo mais".[24] Em seus graus mais elevados, Eros já impele o homem a conquistas muito mais permanentes de "memória e bem-aventurança por todos os séculos seguintes",[25] por meio da criação de técnicas, das artes, da justiça, da política, da ciência e da filosofia.

Toda "evolução cultural" – defenderá Freud mais tarde, e na esteira de Platão – é obra do "esforço de Eros por reunir o orgânico em unidades cada vez maiores (...) associado aos efeitos da repressão"[26] instintual (mais precisamente: a sublimação e os desvios da libido), e na contramão dos instintos de morte. Essa concepção, que se encontra no coração da aplicação tardia de Freud dos resultados da psicanálise

---

23. Platão, *O banquete*. Trad. J. C. de Souza. In: Coleção *Os Pensadores*. São Paulo: Abril Cultural, 1972, 206c.
24. *Ibidem*, 208b.
25. *Ibidem*, 208e.
26. Sigmund Freud, *Além do princípio do prazer*. Trad. De Souza P. C. In: *Obras completas*. São Paulo: Companhia das Letras, 2010. v. 14, p. 209.

aos problemas culturais, não é mera especulação metafísica. Pelo contrário enraízam-se nos dados e nas necessidades da terapia analítica, delimitados nas conferências aqui em mãos. Não à toa, Freud faz menção, na quarta lição e em defesa de sua extensão de Eros além da função reprodutiva, ao trabalho do doutor Sanford Bell (1902), que chegou a conclusões semelhantes com base em "2.500 observações positivas colhidas ao longo de quinze anos".[27] Segundo esse trabalho científico em "estilo americano": *The unprejudiced mind in observing these manifestations in hundreds of couples of children cannot escape referring them to sex origin.*[28] À mesma conclusão chegaram Freud, C. G. Jung e E. Bleuler, ante inúmeros casos clínicos cuja explicação e cura exigiram a ampliação do conceito de sexualidade. Como Freud menciona aqui apenas o caso do pequeno Hans, ele pode ser visto como uma espécie de protótipo da demonstração da sexualidade infantil: a fobia por cavalos desenvolvida por esse garoto de cinco anos foi explicada, durante a análise, pela ameaça sofrida pelos pais de "cortar o seu pipi", entre outras repressões de suas naturais "pesquisas sexuais". Nesse contexto altamente conflitivo, e muito comum a todas as crianças dessa idade, o testemunho de um acidente com um cavalo bastou para conferir a roupagem de que precisava seu conflito para ingressar na consciência sem ferir suas expectativas morais: não era o medo inconsciente

---

27. Sigmund Freud, *Über Psychoanalyse – fünf Vorlesungen*. Trad. S. Krieger. *In*: GW. v. 8, p. 44.
28. Sanford Bell, *apud* Sigmund Freud, *ibidem*.

da castração pelos pais que o amedrontava diariamente, mas uma estranha fobia por cavalos.

Resumidamente, Freud defende que a libido infantil, em seu primeiro estágio, está dissolvida no corpo, desconectada da função reprodutiva, e é localizada apenas com a obtenção dos prazeres das chamadas zonas erógenas. Após essa fase de autoerotismo, entra em cena a latência sexual, em que ocorrem "sob o influxo da educação (...) repressões extremamente enérgicas de determinados impulsos, produzindo-se poderes anímicos como vergonha, asco, moral" etc. Na puberdade, vem à luz o predomínio da zona genital, e, com ela, a da função reprodutiva da sexualidade. Essa síntese se expressa no desejo de satisfação de "todos os componentes das pulsões sexuais (...) junto à pessoa amada".[29] No final da puberdade, o caráter sexual de cada indivíduo é definido e, a partir disso, toda frustração passa a implicar um regresso a elementos de fases anteriores, que se estabeleceram como sequelas de desenvolvimento, em virtude de inibições, retardos ou exposições precoces. Somente sob o pressuposto dessas regressões a fases anteriores do desenvolvimento da libido é possível explicar – argumenta Freud – as mais diversas anormalidades (embora muito frequentes) da sexualidade humana, sobretudo na vida adulta, como o autoerotismo, o retorno à homossexualidade original, o infantilismo, as perversões etc.

---

29. *Ibidem*, p. 47.

O "complexo nuclear de toda neurose"[30] é o edipiano: nas antípodas da fé otimista quanto a que todas as relações familiares sejam marcadas apenas por amor, Freud descortina, genialmente, uma série de vínculos inamistosos e negativos que se escondem sob a etiqueta familiar. A "escolha de objeto primitiva"[31] do filho é a mãe, e a da filha, o pai; ao que, em geral, segue-se a repressão, a identificação com o rival e, por fim, a necessidade de substituição do modelo por uma pessoa estranha, como condição à completude do desenvolvimento normal.

No termo da quarta lição, o tratamento psicanalítico é definido como "uma educação continuada para a superação de reminiscências infantis".[32] Mas apenas na quinta lição essa definição se torna mais clara, junto à exposição do conceito de fantasia: "As elevadas exigências de nossa cultura"[33] – elucida – são introjetadas a ponto de formar uma força repressiva interna que, junto a outras causas, torna a realidade, em grande parte, insatisfatória à maioria das pessoas. Como consequência, o homem moderno se refugia, talvez como nunca antes na história, em fantasias, e o preço pago por isso é o afastamento neurótico da realidade, que pode chegar ao nível do mais extremo rechaço, sobretudo na psicose.

Via de regra, toda fantasia é tecida com base nos elementos mais importantes de "fases anteriores da vida sexual, que

---

30. *Ibidem*, p. 50.
31. *Ibidem*, p. 49.
32. *Ibidem*, p. 51.
33. *Ibidem*, p. 53.

em seu momento não careceram de satisfação (...). O homem enérgico e bem-sucedido é aquele que, por meio de trabalho, consegue converter suas fantasias de desejo em realidade".[34] Nisso contribui o talento artístico, que permite que a criação estética ocupe o lugar dos sintomas na satisfação substitutiva das fantasias. E também são de grande auxílio à psicanálise, à ciência e ao trabalho de valor cultural, que, embora também possam contribuir à sublimação estética, têm mais um caráter de conciliação do homem com a realidade, por meio da orientação e do desvio da libido a fins positivos.

Na conclusão da última lição, Freud argumenta que todas as explicações anteriores exigem o importantíssimo pressuposto da transferência; a saber, a capacidade mental de deslocamento de certa quantidade de afeto de uma representação a outra. Esse procedimento "se produz espontaneamente em todas as relações humanas",[35] e, por isso, não falta à relação do médico com o paciente. Sendo assim, os pacientes sempre dirigem ao terapeuta "uma quantidade de estimulações ternas, frequentemente misturadas à hostilidade, que não se fundam em nenhum vínculo real".[36] Como a todas as transferências também aportam os mais "antigos desejos fantasiados pelo paciente, e tornados inconscientes",[37] a psicanálise encontra nas transferências do paciente ao médico a

---

34. *Ibidem.*
35. *Ibidem*, p. 55.
36. *Ibidem*, p. 54.
37. *Ibidem.*

oportunidade mais rica de interpretação do inconsciente do primeiro. Por esse motivo, Freud define essa transferência própria da situação analítica como "verdadeiro portador do influxo terapêutico".[38]

Atualmente, as pessoas se consideram sem tempo para se submeterem ao interminável tratamento psicanalítico, e, muitas vezes, recorrem apenas às drogas da psiquiatria. Conforme Freud, é muito arriscado procurar a felicidade com base apenas em um caminho. Nessa busca do grande propósito da vida, vale o exemplo do "prudente comerciante que evita comprometer todo seu capital com um só negócio",[39] e aplica-o em muitas empresas. A intoxicação química é, de fato, o "mais rude, embora também o mais eficaz dos métodos de influência"[40] – admite o autor. Seus benefícios são incontestáveis: resultados imediatos e alcance de parte da "altamente ansiada independência do mundo externo".[41] Contudo, são, justamente, seus benefícios que convidam ao seu maior perigo: além de poderem lesar o usuário fisicamente e de viciá-lo psicologicamente, as drogas desperdiçam "um grande montante de energia que poderia ser gasto com o melhoramento da sorte humana".[42]

Além da intoxicação e da sublimação artística das fantasias, Freud ressalta a importância dos derivativos ou "desvios pode-

---

38. *Ibidem*, p. 55.
39. Sigmund Freud, *Das Unbehagen in der Kultur. In: GW*, v. 14, p. 443.
40. *Ibidem*, p. 436.
41. *Ibidem*.
42. *Ibidem*.

rosos" da libido, que nos permitem "contornar nossa desdita".[43] Entre essas "construções auxiliares" se destacam a ciência, o trabalho, "o cuidado do próprio jardim – com o qual Voltaire encerrou o *Cândido*"[44] – e a arte de viver. Essa última "talvez chegue mais perto do objetivo da realização da felicidade do que qualquer outro método":[45] sem dispensar a prudência, ela "toma o amor como centro", e, embora arrisque o sofrimento com a perda do objeto amado, vai além da fuga resignada, ermitã e ascética da dor, ao perseverar no "esforço original e apaixonado em vista de uma realização positiva da felicidade".[46]

Embora evite apontar um caminho que valha como uma espécie de "regra de ouro" à busca pessoal da felicidade, Freud apresenta sua técnica e ciência como algo que, muito facilmente, pode ser incluído na arte de viver. A aversão à psicanálise, porém, sempre existiu e tem muitas frentes. A principal é, sem dúvida, a mesma resistência ao autoconhecimento que fracassa em sintomas. Além disso, "a falta de hábito de se considerar o rígido determinismo vigente na vida anímica",[47] bem como o desconhecimento científico das propriedades do consciente e do inconsciente, também contribuem para a sua incompreensão.

---

43. *Ibidem*, p. 432.
44. Voltaire, François-Marie Arouet. *Cândido, ou O otimismo*. Trad. Julia da Rosa Simões. São Paulo: Edipro, 2016. (N.E.)
45. *Ibidem*, p. 440.
46. *Ibidem*.
47. Sigmund Freud, *Über Psychoanalyse – fünf Vorlesungen*. Trad. S. Krieger. *In*: GW, v. 8, p. 56.

Um último motivo absolutamente fundamental para a descrença na psicanálise, e que merece ser esvaziado, é apontado atentamente por Ana Carolina Soria: trata-se de uma certa tendência, predominante em certos círculos científicos e também entre leigos, que exige da psicanálise a contemplação de um critério de ciência modelado de modo completamente externo, por exemplo, que parte da física ou da matemática. Essa crítica, conforme a professora, é limitada e artificial, pois, como bem sinaliza Monzani: "Diferentes ciências, ou mesmo a mesma ciência em diferentes estágios, dificilmente se amoldam a (...) critérios externos"[48] de validação, mas são erigidas apenas com base em seus próprios dados e necessidades. Como conclui Monzani a esse respeito, muito mais frutífero do que perguntar "A psicanálise é uma ciência?" é questionar: "Que tipo de cientificidade nos traz o discurso psicanalítico?".[49]

Respondendo à última questão de modo conciso e original, Soria argumenta que: "A cientificidade da psicanálise assenta-se sobre o próprio discurso que a funda, discurso esse que tem de trazer à luz as dificuldades que a própria linguagem lhe impõe para descrever os seus objetos de investigação".[50] Esse discurso não deve recusar, em nome de saberes distantes, os recursos teóricos e práticos que se viu forçado a acei-

---

48. Luiz Roberto Monzani, *O que é filosofia da psicanálise?* In: *Philósophos*, v. 13, n. 2, Goiânia, 2008, p. 11-19.
49. *Idem*, *Discurso filosófico e discurso psicanalítico*. In: PRADO JR., B. (org.). *Filosofia da Psicanálise*. São Paulo: Brasiliense, 1990, p. 131.
50. Ana Carolina Soria, *Sobre a cientificidade do discurso psicanalítico: uma análise introdutória*. In: *Revista Sofia*. v. 6, n. 1, Vitória, 2016, p. 120.

tar em seu próprio desenvolvimento, como "a especulação, a construção, a interpretação, a ficção",[51] a invenção e o *como se fosse assim* (*als ob*).

Guilherme Marconi Germer[52]

---

51. *Ibidem*, p. 117.
52. Pós-doutorando em Filosofia pela Universidade de São Paulo (USP) e pesquisador convidado da Eberhard Karls Universität Tübingen, concluiu pós-doutorado na Universidade Estadual de Maringá (UEM) como bolsista da Coordenação de Aperfeiçoamento de Pessoal de Nível Superior (Capes), e doutorado, mestrado, licenciatura e bacharelado na Universidade Estadual de Campinas (Unicamp), como bolsista da Fundação de Amparo à Pesquisa do Estado de São Paulo (Fapesp), do Conselho Nacional de Desenvolvimento Científico e Tecnológico (CNPq) e da Capes. Doutorado pela Università del Salento (em Lecce, na Itália). É membro do conselho editorial da *Voluntas: Revista Internacional de Filosofia* e do *Blog Científico Open Philosophy* (da Unicamp).

Cinco lições de psicanálise

MINISTRADAS EM CELEBRAÇÃO AO VIGÉSIMO
ANIVERSÁRIO DA CLARK UNIVERSITY, EM WORCESTER,
MASSACHUSETTS, SETEMBRO DE 1909

I

Minhas senhoras e meus senhores! Para mim é uma sensação nova e desconcertante estar como conferencista ante um público ávido de saber do Novo Mundo. Suponho dever essa honra tão somente à associação de meu nome ao tema da psicanálise, daí ser minha intenção lhes falar sobre psicanálise. É do modo mais conciso possível que vou procurar lhes dar uma visão geral sobre a história do surgimento e dos desdobramentos desse novo método de investigação e de cura.

Se existe um mérito em se ter chamado à vida a psicanálise, esse mérito não é meu.[1] Dos primórdios da psicanálise eu não participei. Eu era estudante, ocupado com meus últimos exames, quando outro médico vienense, o doutor Josef Breuer,[2] aplicou pela primeira vez tal procedimento em uma garota acometida de histeria (1880-1882). É com essa história de doença e tratamento que vamos nos ocupar agora. Ela pode

---

1. [Acrescentado em 1923]: com essa afirmação, comparar o que digo em *Sobre a história do movimento psicanalítico* (1914, contido no volume 10 das obras completas), onde me reconheço plenamente como responsável pela psicanálise.
2. Doutor Josef Breuer, nascido em 1842, membro correspondente da Kaiserliche Akademie der Wissenschaften (Academia Imperial das Ciências), conhecido por trabalhos sobre a respiração e sobre a fisiologia do sentido de equilíbrio.

ser encontrada em pormenor nos *Estudos sobre a histeria*, que veio a ser publicado por Breuer e por mim.[3]

Antes de iniciar, apenas uma observação. Não sem satisfação fiquei sabendo que a maioria de meus ouvintes não pertence à área médica. Não tenham a preocupação de que se faz necessária uma especial formação em medicina para acompanhar o que tenho a expor. Por certo que em determinado momento vamos ter um tanto com os médicos, porém logo nos apartaremos para acompanhar doutor Breuer em seu tão particular caminho.

A paciente do doutor Breuer, uma garota de 21 anos, de elevados dotes intelectuais, no curso de sua enfermidade, que se estendeu por mais de dois anos, desenvolveu uma série de distúrbios corporais e anímicos, a que bem se fazia necessário levar a sério. Apresentava uma paralisia com rigidez de ambas as extremidades do lado direito, que também foram tomadas de insensibilidade, e, por vezes, essa mesma afecção atingia os membros do lado esquerdo do corpo; tinha perturbações nos movimentos oculares e variados comprometimentos na capacidade da visão, dificuldades para sustentar a cabeça, uma intensa *tussis nervosa*, asco diante dos alimentos, e, em uma ocasião, durante várias semanas, incapacidade de ingerir líquidos, não obstante a sede que a atormentava, uma

---

3. *Estudos sobre a histeria*, 1895. Fr. Deuticke, Viena, 2. ed., 1909. Partes de minha contribuição para este livro foram traduzidas para o inglês pelo doutor A. A. Brill, em Nova York. (*Selected paper on hysteria and other psychoneuroses by S. Freud*, n. 4, de *Nervous and Mental Disease Monograph Series*, Nova York.)

diminuição na capacidade da fala, que progrediu até a perda da capacidade de falar ou entender sua língua materna, e, por fim, estados de ausência, irritabilidade, delírios, alteração da personalidade como um todo; e a essas perturbações logo vamos atentar.

Ao ouvir sobre tal quadro patológico, mesmo não sendo médicos os senhores, tenderão a supor que se trata de um grave sofrimento, provavelmente do cérebro, a permitir escassas perspectivas de restabelecimento, em pouco tempo podendo levar ao colapso da paciente. Ora, os médicos vão fazê-los saber que para uma série de casos com tão graves manifestações justifica-se outra concepção, já bem mais favorável. Quando surge tal quadro patológico num indivíduo jovem do sexo feminino, cujos órgão vitais internos (coração, rins) se revelam normais a uma investigação objetiva, ainda que se tenha experimentado violentas comoções de ânimo, e quando ao nível dos detalhes os sintomas particulares se desviam do que se poderia esperar, os médicos tomam o caso por bastante grave. Afirmam eles não se tratar de um acometimento orgânico do cérebro, mas daquele estado enigmático que desde os tempos da medicina grega se chamava *histeria*, capaz de simular toda uma série de quadros de sério sofrimento. Assim sendo, não tomam o quadro por uma ameaça à vida, sendo provável mesmo um pleno restabelecimento da saúde. Diferenciar tal histeria de um grave sofrimento orgânico nem sempre é algo muito simples de fazer. Mas não precisamos saber como é feito um diagnóstico diferencial desse tipo; para nós, basta a garantia de que justamente o caso da paciente de Breuer era um desses casos em que médico especialista algum erraria ao diagnosticar como histeria. Nesse ponto podemos complementar o relato da enfermidade da seguinte forma: a moléstia apareceu quando ela cuidava do pai ternamente amado, acometido por grave doença que acabou por levá-lo à morte; em consequência de sua própria moléstia, ela foi obrigada a deixar de lhe prestar auxílios.

Até aqui nos foi vantajoso caminhar com os médicos, e eis que agora temos de nos separar deles. Mas, diga-se, não esperem os senhores que, com isso, para o doente as perspectivas do tratamento médico devam melhorar substancialmente por se diagnosticar a histeria em vez de sentenciar uma séria afecção orgânico-cerebral. Diante de grave enfermidade do cérebro, a arte médica é o mais das vezes impotente, mas mesmo diante da afecção histérica o médico não sabe o que fazer. Vê-se obrigado a deixar à benevolência da natureza quando e como ela vai querer realizar seu esperançoso prognóstico.[4]

Assim, com o conhecimento da histeria não se tem grandes mudanças para o doente; o quadro se altera mais para o médico. Podemos observar que, diante do histérico, sua atitude difere inteiramente da que ele esboça diante do doente orgânico. Ao primeiro ele não quer dispensar a mesma atenção que ao segundo, uma vez que leva bem menos a sério o seu sofrimento, mesmo que pareça alegar atribuir a ambos a mesma seriedade.

---

4. Sei que hoje essa afirmação já não é válida, mas na conferência faço-me remontar, juntamente com meu público, ao período anterior a 1880. Se, de lá para cá, as coisas mudaram, isso se deve em boa parte aos esforços cuja história estou a esboçar aqui.

Porém não é só isso a concorrer. O médico, que em seu curso tanto aprendeu sobre as causas das doenças e das mudanças patológicas que são vedadas ao leigo, por exemplo, nos casos de apoplexia ou de tumor cerebral, pode formar ideias que até certo ponto são acertadas, por lhe propiciarem a compreensão das peculiaridades do quadro clínico. Porém, diante dos detalhes dos fenômenos histéricos, todo o seu saber e toda a sua formação anatomofisiológica e patológica o deixam desamparado. Ele não é capaz de entender a histeria, diante dela mais se pondo como um leigo. E isso por certo não faz justiça a quem de resto sempre se orgulha de seu saber. Por isso, os histéricos acabam por perder a sua simpatia: o médico os considera pessoas que infringem as leis de sua ciência, tal como os ortodoxos veem os hereges; atribui a eles toda a malignidade possível, culpa-os de exagero e de proposital engano, de simulação; e os pune com a supressão de seu interesse.

Pois essa censura o doutor Breuer não receberia quanto à sua paciente; devotou a ela simpatia e interesse, ainda que de início não soubesse como ajudá-la. Provavelmente, o que facilitou foram as notáveis qualidades espirituais e de caráter da paciente, das quais deu testemunho histórico clínico por ele redigido. E, além disso, sua amorosa observação logo o fez encontrar o caminho que possibilitou o primeiro auxílio terapêutico.

Observou-se que em seus estados de ausência, de alteração psíquica aliada à confusão, a enferma se punha a murmurar algumas palavras que pareciam provir de uma conexão de que seu pensamento se ocupava. O médico, tomando nota dessas palavras, inseria-a num estado de hipnose, a cada vez lhe repetindo aquelas palavras, para estabelecer uma relação com ela. A paciente aceitou, e com isso reproduzia antes do médico as criações psíquicas que a dominavam durante as ausências e se deixavam revelar naquelas palavras externadas de maneira desconexa. Eram belas fantasias de uma tristeza profunda, não raro de uma beleza poética, sonhos diurnos, que, via de regra, tomavam como ponto de partida a situação de uma garota junto ao leito do pai adoentado. Sempre que narrava um bom número de tais fantasias, ela se libertava e via-se reconduzida à vida anímica normal. O bem-estar, que perdurava por várias horas, no dia seguinte dava lugar a uma nova ausência, que da mesma forma era suprimida mediante a enunciação de novas fantasias que então se formavam. Não podemos fugir à impressão de que as mudanças físicas que se manifestavam nas ausências eram consequência do estímulo proveniente das formações de fantasias com elevado grau de afetividade. A própria paciente, que nesse período de sua enfermidade estranhamente falava e entendia apenas o inglês, deu a esse novo tratamento o nome de "talking cure" [cura pela fala], ou, então, brincando, caracterizava-o como "chimney sweeping" [limpeza de chaminé].

Logo se descobriu, por acaso, que por meio de tal limpeza da alma podia-se obter algo mais do que uma eliminação passageira de turvações anímicas sempre recorrentes. Também sintomas de sofrimento desapareciam quando na hipnose ela se recordava, com a exteriorização de afetos, da ocasião por força de cuja conexão aqueles sintomas haviam aparecido pela primeira vez. "No verão houve um período de intenso calor, e a paciente sentia uma sede exagerada; então, sem que pudesse indicar motivo algum, de súbito se lhe tornou impossível beber. Tomou na mão o ansiado copo d'água, mas, tão logo tocava-o com os lábios, repelia-o como se fosse uma hidrófoba. Era evidente que nesses segundos ela se encontrava em estado de ausência. Vivia apenas de frutas, de melões e assemelhados, para atenuar a sede a torturá-la. Quando isso já durava em torno de seis semanas, durante a hipnose ela passou a discorrer sobre sua dama de companhia inglesa, de quem não gostava, e então narrou, com todos os sinais de asco, que certa vez entrara no quarto da última e ali viu o cãozinho dela, um animal repugnante, bebendo de um copo. Não disse nada, pois queria ser gentil. Depois de ter dado enérgica expressão à raiva contida, pediu de beber, bebeu sem inibição grande quantidade de água e despertou da hipnose com o copo nos lábios. Com isso, a perturbação desapareceu para sempre."[5]

Permitam-me que me detenha um momento nessa experiência! Até então, ninguém eliminara um sintoma histérico por tais meios, nem penetrara tão fundo na compreensão do que o teria causado. Haveria de ser uma descoberta prenhe de consequências, caso se corroborasse a expectativa de que também outros sintomas, possivelmente a maioria, apareciam desse mesmo modo nos doentes e eram, desse modo, suprimidos. Breuer não poupou esforços para disso se convencer e passou a investigar de maneira planificada a patogênese de

---

5. *Estudos sobre a histeria* [Studien über Hysterie]. *In*: Sigmund Freud, *Obras completas*, v. II. Rio de Janeiro: Imago, 1996, p. 70. (N.T.)

outros e mais sérios sintomas de sofrimento. E assim se deu de fato; quase todos os sintomas haviam surgido como resíduos, como precipitados, se preferirem, de vivências plenas de afetos, que mais tarde viemos a chamar "traumas psíquicos", e sua peculiaridade se esclareceu por meio da ligação com a cena traumática que os causou. Para dizê-lo em termos técnicos, eles eram "determinados" pelas cenas cujos resíduos mnêmicos eles figuravam, e já não se precisava descrevê-los como esforços voluntários ou enigmáticos de neurose. Deve--se pensar apenas num desvio em relação àquela expectativa. Nem sempre se tinha uma vivência única a deixar como sequela o sintoma, mas, o mais das vezes, eram traumas numerosos, não raro muito semelhantes, além de repetidos, que provocavam tal efeito. Essa inteira cadeia de lembranças patogênicas devia ser reproduzida em ordem cronológica, e, por certo, em sentido inverso: a última em primeiro lugar e a primeira em último lugar. Era completamente impossível penetrar até o trauma primeiro, e em geral o mais eficaz, caso se saltasse por sobre os que vieram depois.

Por certo vocês vão querer ouvir de mim ainda outros exemplos de causa de sintomas histéricos, além da aversão à água pelo asco de ver o cão beber do copo. Porém sendo aqui o caso de cumprir meu programa, devo me limitar a bem poucas provas. Assim, Breuer relata que os distúrbios da visão da paciente remetem a outras circunstâncias "do tipo segundo o qual, com lágrimas nos olhos, sentada junto à cama do pai enfermo, de repente esse lhe pergunta pelas horas; ela não via de modo claro e esforçou-se em trazer o relógio para perto dos olhos de modo que o mostrador aparecesse bastante grande (macropsia e *strabismus convergens*); ou esforçou-se para reprimir as lágrimas, para que o doente não as visse".[6] E, diga-se, todas as impressões patogênicas advinham da época em que tomou parte dos cuidados do pai enfermo.

Certa vez, em meio a grande angústia, vigiava o pai, que estava altamente febril, e, tensa, esperava por um médico de Viena que viria fazer a operação. A mãe se afastara por algum tempo e Anna estava sentada junto ao leito do enfermo, o braço direito pousado sobre o espaldar. Ela entrou num estado de sonho desperto e viu, como vindo da parede, uma serpente negra se aproximar do enfermo para picá-lo. (É muito provável que na campina que se estendia por trás da casa realmente houvesse aparecido algumas cobras e assustado a garota, provendo-lhe agora material de alucinação.) Quis enxotar o animal, mas estava como que paralisada; ao pender sobre o espaldar, o braço direito havia "dormido", tornando-se anestésico e parético, e, quando ela o contemplou, os dedos se converteram em pequenas cobras com cabeças mortas (as unhas). É provável que ela tenha procurado caçar a serpente com a mão direita paralisada e, com isso, a sua própria anestesia e paralisia entraram em associação com a alucinação da serpente. Quando essa desapareceu, em sua angústia desejou rezar, mas faltava-lhe toda e qualquer linguagem, não conseguia falar em nenhuma, até

---

6. *Estudos sobre a histeria* [Studien über Hysterie]. *In*: Sigmund Freud, *Obras completas*, v. II. Rio de Janeiro: Imago, 1996, p. 44. (N.T.)

que, finalmente, encontrou um verso infantil em inglês e pôde continuar a pensar e orar nessa língua.

Com a lembrança dessa cena na hipnose, foi eliminada a rígida paralisia do braço direito, que persistia desde o início da doença, e o tratamento chegou ao fim.

Quando anos depois comecei a aplicar o método de cura e tratamento de Breuer em meus próprios doentes, tive experiências perfeitamente concordes com as dele. Uma senhora de cerca de 40 anos estava com um tique, um ruído muito peculiar, semelhante a um estalo de língua, e ela o produzia a cada excitação e também a nenhuma circunstância visível. Tivera sua origem em duas vivências, e seu traço comum estava em que ela se prometera não fazer ruído algum e, não obstante, por uma espécie de vontade contrária, rompia o silêncio precisamente com aquele ruído. Uma das vezes, quando finalmente conseguira fazer dormir a filha adoentada e se dizia que deveria então ficar em completo silêncio para não a despertar; outra vez, quando em uma viagem de coche com os dois filhos, por ocasião de uma tempestade, os cavalos se assustaram e ela cuidadosamente queria evitar qualquer ruído para não espantá-los ainda mais. Dou esse exemplo em vez de outros presentes em *Estudos sobre a histeria*.

Senhoras e senhores, se me permitem a generalização, que em tão breve exposição é inevitável, podemos apreender o conhecimento até aqui adquirido da seguinte forma: nossos doentes histéricos padecem de reminiscências. Seus sintomas são resíduos de certas vivências (traumáticas). Uma comparação com outros símbolos mnêmicos de outros campos talvez venha a nos levar mais fundo na compreensão dessa simbologia. Mesmo os monumentos com que adornamos nossas grandes cidades são tais símbolos mnêmicos. Quando fazemos um passeio por Londres, diante da maior estação da cidade encontramos uma coluna gótica ricamente adornada, a *Charing Cross*. No século XIII, um dos antigos reis plantagenetas, fazendo com que fossem conduzidos os restos mortais de sua amada rainha Eleanor até Westminster, erigiu cruzes góticas em cada estação ferroviária em que passaria o féretro; *Charing Cross* é o último dos monumentos em que a lembrança desse cortejo fúnebre seria recebida.[7] Em outro ponto da cidade, não distante da London Bridge, pode-se avistar uma coluna mais moderna, portentosa, chamada simplesmente *The Monument*. Deve estar ali em memória do grande incêndio que, em 1666, iniciou-se nas cercanias e destruiu grande parte da cidade. Esses monumentos são também símbolos mnemônicos tal como os sintomas histéricos, até o ponto em que a comparação pareça se justificar. Mas o que diriam vocês a um londrino que ainda hoje se mantivesse melancólico ante o monumento ao cortejo fúnebre da rainha Eleanor, em vez de ir atrás de seus negócios com a pressa exigida pelas modernas relações comerciais ou de se regozijar com a jovem rainha de seu coração? Ou então, que ante o *Monument* viesse a chorar a incineração de sua amada

---

7. Muito mais a cópia que tal monumento veio a receber. O próprio nome *Charing*, conforme o doutor E. Jones nos informou, deve ter surgido das palavras *chère reine* [querida rainha].

cidade, ainda que essa já de há muito se tenha reerguido com esplendor tanto maior? Tal como esses londrinos nada práticos portam-se todos os histéricos e neuróticos; não apenas recordam as vivências há muito transcorridas, mas permanecem-lhes aderidos em afeto, sem se desvencilhar do passado, negligenciando a realidade efetiva e o presente. Essa fixação da vida anímica aos traumas patógenos é uma das características mais importantes e de maior significado prático das neuroses.

É de bom grado que lhes concedo a objeção, e é bem possível que a estejam a formular neste momento, pensando no historial clínico da paciente de Breuer. Todos os seus traumas provinham de um período em que cuidava do pai adoentado, e seus sintomas só poderiam ser apreendidos como sinais mnêmicos para a enfermidade e morte desse último. Desse modo elas correspondem a um trauma; e por certo que uma fixação na lembrança do finado, tão pouco tempo depois de seu falecimento, nada tem de patológica, correspondendo mais a um processo de sentimento normal. Isto eu lhes concedo: na paciente de Breuer, a fixação nos traumas nada tem de casual. Mas, em outros casos, como no tique por mim tratado, cujas causas remontavam havia mais de quinze e dez anos, o caráter de fixação anormal ao passado é bastante nítido, sendo provável que a paciente de Breuer da mesma forma o tivesse desenvolvido se não tivesse sido submetida a tratamento catártico logo depois da vivência dos traumas e da gênese dos sintomas.

Até agora elucidamos apenas a relação dos sintomas histéricos com o historial de vida do paciente; em dois outros momentos da observação de Breuer podemos ainda obter uma indicação sobre como atentar ao processo de adoecimento e recuperação. Em primeiro lugar, deve-se ressaltar que, em quase todas as situações patogênicas, a paciente de Breuer teria reprimido [*unterdrücken*] intensa excitação, em vez de lhe possibilitar seu transcurso por meio dos correspondentes signos de afeto, palavras e ações. Na trivial experiência com o cão de sua dama de companhia, por consideração a essa sufocou toda manifestação de seu intenso asco; enquanto fazia vigília junto ao leito do pai, teve o permanente cuidado de não deixar transparecer ao enfermo nem um pouco de sua angústia e de seu doloroso aborrecimento. Quando, mais tarde, reproduziu essas mesmas cenas diante de seu médico, o afeto então inibido surgiu com particular virulência, como se até então tivesse sido represado. Sim, o sintoma, que nessa cena se fizera pendente, recobrou máxima intensidade à medida que se aproximava de sua causa, para desaparecer após a completa realização dessa última. Por outro lado, foi possível fazer a experiência de que recordar a cena diante do médico manteve-se algo sem o menor efeito quando, por alguma razão, isso transcorreu sem desenvolvimento de afeto. Os destinos desses afetos, que poderiam ser representados como grandezas passíveis de ser deslocadas, foram decisivos tanto para o adoecimento quanto para o restabelecimento. Com isso, vimo-nos coagidos à hipótese segundo a qual o adoecimento teria sobrevindo porque os afetos desenvolvidos nas situações patogênicas bloquearam uma saída normal, e a essência do adoecimento então consistiria em que esses afetos "estrangulados" foram submetidos a um emprego anormal. Eles persistiam em parte como duradouros lastros da vida anímica e fontes de contínua estimulação para ela própria; em parte experimentavam uma transposição para *inervações* e *inibições* corpóreas inabituais, que se apresentavam como sintomas corporais do caso. Para esse último processo, cunhamos o nome de "conversão histérica". Normalmente, uma determinada parte de nossa excitação anímica é aleatoriamente conduzida pela via da inervação corporal, e disso resulta que a conheçamos como "expressão das emoções". Ora, a conversão histérica exagera essa parte do transcurso de um processo anímico investido de um afeto; ela corresponde a uma expressão da emoção muito mais intensa, guiada por novas vias. Quando uma corredeira se divide em dois canais, um deles se congestionará tão logo a corrente depare com um obstáculo no outro.

Como veem, estamos em vias de chegar a uma teoria puramente psicológica da histeria, na qual indicamos os processos afetivos de primeira ordem. Uma segunda observação de Breuer nos força agora a atribuir maior significado aos estados de consciência nos traços característicos do acontecer patológico. A paciente de Breuer demonstrava múltiplas condições anímicas, estados de ausência, confusão e mudança de caráter juntamente com seu estado normal. No estado normal ela nada sabia daquelas cenas patológicas e da conexão delas com seus sintomas; esquecera-se das cenas ou, em todo caso, havia dilacerado a conexão patógena. Quando inserida na hipótese, após um considerável dispêndio de trabalho, ela conseguia voltar a evocar essas cenas na memória, e por esse trabalho de recordação os sintomas eram suprimidos. A interpretação desses fatos seria bastante desconcertante se as experiências e os experimentos do hipnotismo já não tivessem indicado o caminho. O estudo dos fenômenos hipnóticos fez com que nos familiarizássemos com a concepção que de início nos pareceu estranha, de que num mesmo indivíduo são possíveis mais agrupamentos anímicos, que realmente se mantêm independentes uns dos outros, mas "nada sabem" uns dos outros, e de modo alternante atraem para si a consciência. Em casos desse tipo, caracterizados como *double conscience*, eventualmente também se chega de forma espontânea à observação. Quando, em tal cisão da personalidade, a consciência se mantém ligada a um desses dois estados de maneira constante, chama-se a esse de estado anímico *consciente*, e, ao separado dele, de *inconsciente*. Nos fenômenos conhecidos da chamada "sugestão pós-hipnótica", em que uma ordem dada durante a hipnose mais tarde se impõe, mandatária, no estado normal, tem-se um destacado arquétipo para os influxos que o estado consciente pode experimentar mediante o que lhe é inconsciente, e, segundo esse padrão, certamente se chegará a dar conta das experiências no caso da histeria. Breuer decidiu-se pela hipótese de que de tais estados anímicos nasciam os sintomas histéricos, que ele chamava de hipnoides. Trata-se de excitações que, em tais estados hipnoides, facilmente se tornam patógenas, pois esses estados não são as condições para um transcurso normal dos processos excitatórios. Portanto, surge do processo excitatório um produto atípico, precisamente o sintoma, que penetra como um corpo estranho no estado normal, e do qual, por essa razão, desvia-se o conhecimento da situação patógena hipnoide. Onde existe um sintoma há também uma amnésia, uma lacuna de recordação; e o preenchimento de tais lacunas inclui a supressão das condições de surgimento do sintoma.

Receio que esta parte de minha exposição não lhes tenha parecido transparente. Mas devem levar em conta que são intuições novas e difíceis, que talvez nem possam ser tornadas muito mais claras; prova disso é que nós ainda não fomos longe com nosso conhecimento. Ademais, a postulação de estados hipnoides por Breuer se mostrou inibitória e supérflua, tendo sido abandonada pela psicanálise de nossos dias. Logo vou fazê-los saber, pelo menos mediante sugestões, quais influências e processos se deixam desvelar por trás da divisória dos estados hipnoides postulados por Breuer. Vocês devem ter tido, e com razão, a impressão de que a pesquisa de Breuer só poderia resultar numa teoria bastante incompleta e num esclarecimento pouco satisfatório dos fenômenos observados, mas teorias acabadas não caem do céu, e com tanto mais razão ficariam desconfiados se alguém lhes apresentasse uma teoria que já desde o início se mostrasse sem lacunas nem arestas. Por certo que teoria assim só poderia ser filha de especulação e não fruto da investigação dos fatos isenta de pressupostos.

II

Minhas senhoras e meus senhores! Quase ao mesmo tempo em que Breuer exercia a *talking cure* com sua paciente, em Paris, o mestre Charcot iniciava as pesquisas sobre as histéricas em Salpêtrière, das quais haveria de resultar uma nova compreensão da doença. À época, tais resultados ainda não eram conhecidos em Viena. Mas quando, na década seguinte, Breuer e eu publicamos a comunicação preliminar sobre os mecanismos psíquicos dos fenômenos histéricos, relacionada ao tratamento catártico da primeira paciente de Breuer, vimo-nos todos na trilha das investigações charcotianas. Equiparamos as vivências patogênicas de nossos pacientes a sonhos psíquicos iguais àqueles sonhos corpóreos, cuja influência sobre paralisias histéricas fora estabelecida por Charcot, e a própria tese de Breuer sobre estados hipnoides não sendo mais que um reflexo do fato de que Charcot reproduzira artificialmente aquelas paralisias histéricas na hipnose.

O grande pesquisador francês, de quem fui aluno entre 1885 e 1886, de sua parte não era muito inclinado a concepções psicológicas; foi seu aluno, P. Janet, que buscou se adentrar de maneira mais profunda nos processos psíquicos peculiares à histeria, e nós seguimos seu exemplo ao situar a cisão anímica e a fragmentação da personalidade no cerne de nossa concepção. Em Janet se tem uma teoria da histeria que leva em conta as teorias dominantes na França sobre o papel da herança e da degeneração. Para ele, a histeria é uma forma de alteração degenerativa do sistema nervoso que se manifesta por meio de uma fraqueza inata da síntese psíquica. As pacientes histéricas desde o início se mostravam incapazes de manter a multiplicidade dos processos anímicos em coesão numa unidade, e daí surgia a tendência à dissociação anímica. Se me permitem uma comparação banal, porém evidente, a histérica de Janet remete a uma mulher frágil que sai para fazer compras e volta carregada de caixas e pacotes. Ela não consegue dominar aquele amontoado com os dois braços e dez dedos, razão pela qual lhe cai um primeiro pacote. Agacha-se para apanhá-lo, e eis que outro lhe escapa, e assim por diante. Essa suposta fragilidade das histéricas não se harmoniza com o fato de entre elas se poder observar, além dos fenômenos de queda de rendimento, também exemplos de aumento parcial da capacidade de desempenho, como que ao modo de uma reparação. Na época em que a paciente de Breuer esquecera sua língua materna e todas as outras línguas, até o inglês, seu domínio do idioma chegou a ponto de ela se ver em condições de, caso lhe apresentassem um livro em alemão, poder fazer dele uma tradução impecável e fluente lendo a página em voz alta.

Quando mais tarde me propus a continuar as pesquisas iniciadas por Breuer, logo cheguei a outra concepção sobre o surgimento da dissociação histérica (cisão da consciência). Tal divergência, decisiva para todos os demais efeitos, teria necessariamente de se dar, uma vez que, como Janet, eu não partia de experimentos de laboratório, mas, sim, de tratamentos terapêuticos.

O que me impelia era, sobretudo, a necessidade prática. O tratamento catártico, tal como Breuer o exercera, pressupunha que se trouxesse os pacientes para uma hipnose profunda, pois somente no estado hipnótico ele teria o conhecimento das ligações patogênicas, que lhes faltava em seu estado normal. E eis que a hipnose, como recurso caprichoso e, por assim dizer, místico, começou a me desagradar; quando fiz a experiência de que, apesar de todos os esforços, conseguia introduzir ao estado hipnótico pouco mais de uma fração de meus doentes, decidi renunciar à hipnose e tornar o tratamento catártico independente dela. Como não podia a meu bel-prazer alterar o estado psíquico da maioria de meus pacientes, pus-me a trabalhar com seu estado normal. No entanto, num primeiro momento, isso me pareceu empreendimento sem sentido nem perspectiva. Impunha-se a tarefa de averiguar da pessoa doente o que não se sabia e o que ela própria não sabia; como se poderia esperar, mas como se poderia esperar averiguá-lo? Então veio em meu auxílio a lembrança de um experimento muito assombroso e prolífico em ensinamentos que eu havia presenciado junto a Bernheim em Nancy. Na ocasião, Bernheim nos mostrou que as pessoas que ele introduzira no sonambulismo hipnótico, fazendo-as vivenciar nesse estado todo o tipo de coisas, apenas aparentemente haviam perdido a lembrança da vivência sonambúlica, sendo-lhes possível despertar tais lembranças também em estado normal. Quando ele lhes perguntava sobre as vivências sonambúlicas, de início diziam nada saber, porém, quando não desistia, quando as pressionava, garantindo a elas que o sabiam, as lembranças esquecidas retornavam, e isso em todos os casos.

Assim o fiz também com meus pacientes. Quando chegava com eles a um ponto em que afirmavam nada mais saber, eu lhes assegurava de que, sim, eles sabiam, que deveriam apenas contar, e ousava afirmar que a lembrança correta seria a primeira que lhes ocorresse no momento em que minha mão lhes pousasse na testa. Desse modo, sem recorrer à hipnose, consegui averiguar dos pacientes tudo o que fosse necessário para o estabelecimento da conexão entre as cenas patogênicas esquecidas e os sintomas por elas ocasionados. Mas era um processo penoso, extenuante, que não poderia se apropriar a uma técnica definitiva.

Entretanto, não desisti sem extrair consequências decisivas das observações feitas nesse processo. Foi assim que pude atestar que as lembranças esquecidas não tinham sido perdidas. Elas estavam de posse do doente e em associação ao que ainda não lhe havia assomado, a algo de que tinha conhecimento, mas havia uma força a impedir que se tornassem conscientes e as forçava a se manter inconscientes. Era possível supor com certeza a existência dessa força, pois sentia-se um esforço ali atuante por ocasião do empenho em introduzir, em oposição a essa força, as lembranças inconscientes na consciência da pessoa doente. A força que mantinha de pé o estado patológico era percebida como *resistência* da pessoa doente.

E eis que sobre essa ideia de resistência fundamentei minha concepção de processos psíquicos. Anular essas resistências provou ser algo necessário ao restabelecimento; agora, então, a partir do mecanismo da cura era possível formar ideias bem específicas sobre o processo de adoecimento. As mesmas forças que hoje, como resistência, opõem-se à tomada de consciência do que foi esquecido seriam as mesmas a atuar nesse esquecimento e a reprimir da consciência as vivências patogênicas. A esse processo por mim hipotetizado nomeei *repressão* e considerei-o provado mediante a inegável existência da *resistência*.

Também se poderia perguntar quais seriam essas forças e quais as condições da repressão em que agora reconhecemos o mecanismo patogênico da histeria. Investigação semelhante de situações patogênicas, que se pôde conhecer por meio do tratamento catártico, autoriza aqui uma resposta. Em todas essas vivências, o que esteve em questão foi o afloramento do estímulo de um desejo que se mostrava incompatível com as exigências éticas e estéticas da personalidade. Tinha se dado um breve conflito, e o final dessa luta interna foi que a representação, que ante a consciência aparecia como portadora daquele desejo inconciliável, sucumbiu à repressão e, juntamente com as lembranças atinentes a ela, foi impelida para fora da consciência e esquecida. Assim, a inconciliabilidade da representação em questão com o eu[8] do paciente foi o

---

8. Aqui faço ressaltar que "eu", "isso" e "supereu" se constituem na opção natural de tradução para, respectivamente, *Ich*, *Es* e *Überich*. Se no Brasil

motivo da repressão; as forças repressoras eram as exigências de caráter ético, e também outras exigências do indivíduo. A aceitação da estimulação de um desejo inconciliável ou a persistência do conflito teriam suscitado elevado grau de desprazer; esse desprazer teria sido poupado pela repressão, que desse modo se mostrava como um dos dispositivos de proteção da personalidade anímica.

Em detrimento de muitos outros, vou lhes contar um único de meus casos, no qual é possível discernir com suficiente nitidez as condições e as vantagens da repressão. Por certo que para minha intenção aqui mesmo esse histórico clínico terá de ser

---

equivocadamente se consagrou a versão com "ego", "id" e "superego", tal se deve ao fato de a tradução brasileira que aqui vigorou por muitos anos, pela Editora Imago, ter sido feita a partir da edição inglesa, a Standart Edition, que esteve a cargo do psicanalista inglês James Strachey e sua mulher, a também psicanalista Alix Strachey. A opção da tradução inglesa por "ego", "id" e "superego" deveu-se ao viés cientificizante que se pretendia imprimir à obra de Freud, emprestando-lhe um ar de ciência natural, tornando-a, assim, supostamente mais assimilável ao que seria um gosto inglês. O próprio Freud, embora admirasse o trabalho de Strachey, considerava a sua tradução como também "um ato de interpretação". Em relação à terminologia, saliente-se a preferência de Freud por termos não científicos nem cientificizantes, mas, sim, oriundos do alemão comum – e a essa preferência, diga-se, aliava uma escrita elegante e fluente. Quanto ao "isso" como tradução do *es*, tem-se aí a tentativa de expressar um pronome inexistente em português, já que em nossa língua nós temos, efetivamente, orações com sujeito inexistente, por exemplo, "chove", que em alemão (tal como no inglês e no francês) exige o sujeito, isto é, *es regnet*. E saliente-se, por último, que Freud não foi o primeiro a associar ao *es* ("isso") o ato de pensar, ou do que faz pensar. Para ficar num exemplo, em 1886, em *Para além de bem e mal*, Friedrich Nietzsche, pondo em questão o hábito gramatical e inanalisado de antepor um "eu" ao pensamento, afirma que mais adequado, no máximo dos máximos, seria considerar que "isso pensa" (*es denkt*) – e mesmo assim já se iria longe demais. (*Para além de bem e mal*, § 17.) (N.T.)

abreviado, deixando-se de lado alguns importantes pressupostos. Uma jovem garota, que fazia pouco perdera seu amado pai, de cujos cuidados participei – situação análoga à da paciente de Breuer –, quando a irmã mais velha se casou, nutria pelo jovem cunhado uma particular simpatia, que facilmente podia ser mascarada como ternura parental. Essa irmã logo adoeceu e veio a falecer, enquanto a paciente estava ausente com sua mãe. As ausentes foram chamadas às pressas, sem que se lhes fizesse saber do doloroso acontecimento. Quando a garota chegou ao leito da irmã morta, por um breve instante se lhe assomou uma ideia, que encontrou expressão aproximada nas seguintes palavras: *agora ele está livre e pode se casar comigo*. Podemos tomar como certo que essa ideia, que delatava à sua consciência um amor intenso e não consciente pelo cunhado, foi logo entregue à repressão no instante seguinte à agitação de seus sentimentos. A garota adoeceu de graves sintomas histéricos, e quando a acolhi em tratamento, o que se salientava era que ela havia esquecido por completo aquela cena junto ao leito da irmã e a moção odiosa e egoísta que então surgira. No tratamento ela recordou, reproduziu o fator patogênico em meio aos indícios de violenta emoção e, por meio desse tratamento, fez-se curada.

Talvez eu possa lhes ilustrar o processo da repressão e sua relação necessária com a resistência mediante uma comparação grosseira, e eu a quero pinçar precisamente da situação em que agora nos encontramos. Suponhamos que aqui, nesta sala e neste auditório, cuja calma e atenção exemplares eu não conseguiria louvar a contento, estivesse um indivíduo que se comportasse de modo perturbador, e que, por suas risadas, tagarelices e movimentos dos pés, desvirtuasse a atenção de vocês de minha tarefa. E que eu declarasse que desse modo não prosseguiria a ministrar, e com isso entre vocês se levantassem alguns homens vigorosos e, após um breve embate, pusessem o elemento perturbador da porta para fora. Desse modo, ele é "reprimido", e eu posso continuar minha conferência. Mas, com isso, para que a perturbação não se repita, quando o expulso tenta novamente entrar na sala, os senhores, que fizeram valer minha vontade, colocam suas cadeiras contra a porta, e assim se estabelece uma "resistência" após uma consumada repressão. Se agora vocês transferirem ambas as localidades para o psíquico, como o "consciente" e como o "inconsciente", terão diante de si uma imagem bastante boa do processo da repressão.

Os senhores podem ver então onde se encontra a diferença de nossa concepção para com a de Janet. Deduzimos a cisão psíquica não de uma insuficiência inata para a síntese do aparato anímico, mas explicamo-a dinamicamente por meio do embate de forças anímicas em conflito, reconhecemos nela o resultado de uma renúncia ativa de ambos os agrupamentos psíquicos, um em relação ao outro. A partir de nossa concepção, suscitam-se agora novos questionamentos em grande número. A situação do conflito psíquico é sem dúvida bastante frequente, um anseio do eu por defender-se de lembranças penosas se observa com toda a regularidade, sem conduzir ao resultado de uma cisão anímica. Não se pode afastar a ideia de que são necessárias ainda outras condições, caso o conflito venha a ter por consequência a dissociação. De bom grado também lhes concedo que, com a hipótese da repressão, não nos encontramos no final, mas, sim, no início de uma teoria psicológica, porém não temos alternativa além de avançar passo a passo, devendo confiar a consumação do conhecimento a um trabalho mais amplo e mais profundo.

Desistam da tentativa de trazer o caso da paciente de Breuer para o ponto de vista da repressão. Esse histórico clínico não se presta a isso, pois só se obtém com o auxílio da influência da hipnose. Só mesmo se desativarem a hipnose vocês poderão perceber as resistências e repressões, vindo a formar uma representação certeira do real processo patogênico. A hipnose encobre a resistência e torna de livre acesso uma certa região anímica, para tanto acumulando a resistência nas fronteiras dessa região, ao modo de uma muralha, a tornar inacessível todo o restante.

O que de inestimável aprendemos com a observação de Breuer foram as notícias sobre a ligação dos sintomas com as vivências patogênicas ou com os traumas psíquicos, e, por isso, agora não podemos nos furtar a apreciar essas compreensões do ponto de vista da teoria da repressão. No início, de fato, não se vê como da repressão pode se chegar à formação do sintoma. Em vez de proporcionar uma complexa dedução teórica, retomarei neste ponto a imagem que anteriormente usamos para a repressão. Considerem que, com o distanciamento do elemento perturbador e com o estabelecimento da vigilância junto à porta, o assunto não necessariamente se encontra encerrado. O que pode bem suceder é que o elemento expulso, agora irritado e de todo fora de nossas vistas, continue a nos dar trabalho. Ele já não está entre nós, livramo-nos de sua presença, de seu riso escarnecedor, de suas observações à meia-voz, mas, em certo sentido, a repressão não foi bem-sucedida, pois de fora ele conduz um espetáculo insuportável, e seus gritos e socos na porta são um estorvo à minha conferência mais do que seu anterior comportamento malcriado. Sob essas circunstâncias, haveríamos de nos regozijar de alegria se, por exemplo, nosso estimado presidente, doutor Stanley Hall, quisesse assumir o papel de mediador e apaziguador. Ele falaria com o elemento inconveniente lá fora e então voltaria exortando-nos a que o deixássemos retornar, com a garantia de que se comportasse melhor. Acedendo à autoridade do doutor Hall, decidimos então suspender a repressão, a alma e a paz voltando a se instaurar. Porém essa não é na verdade uma descrição adequada da tarefa que compete ao médico na terapia psicanalítica das neuroses.

Para dizê-lo diretamente: pelo exame dos doentes histéricos e de outros neuróticos chegamos à convicção de que neles fracassou a repressão da ideia a que esteve atrelado o desejo insuportável. Expeliram-na da consciência e da lembrança, aparentemente se pouparam de grande soma de desprazeres; ocorre que *no inconsciente continua a existir o estímulo do desejo reprimido*, à espreita de uma oportunidade para ser ativado e, entende-se com isso, para enviar à consciência uma *formação substitutiva*, desfigurada e tornada irreconhecível, à qual de pronto se associam essas mesmas impressões de desprazer, das quais se acreditava poupado por meio da repressão. Essa formação substitutiva para a ideia reprimida – o *sintoma* – é imune a outros ataques da parte do eu defensor, e no lugar do breve conflito surge agora um sofrimento que não cessa com o tempo. No sintoma constata-se, juntamente com os indícios de desfiguração, um resto de semelhança, transmitida, de algum modo, com a ideia originalmente reprimida; as vias nas quais a formação substitutiva se consumou podem ser descobertas durante o tratamento psicanalítico do paciente, e para sua cura é necessário que o sintoma seja de novo transportado por esses mesmos caminhos até a ideia reprimida. Se o reprimido for novamente conduzido à atividade anímica consciente, e isso pressupõe a superação de resistências consideráveis, o conflito psíquico que surge daí, e que o doente desejaria evitar, sob a condução do médico encontra saída melhor do que a oferecida pela repressão. Existem várias de tais execuções que, adequadas a um fim, levam conflito e neurose a um final feliz, em alguns casos sendo possível alcançá-las combinando umas com as outras. A personalidade do paciente pode ser convencida de que foi sem razão que rechaçou o desejo patogênico, sendo instada a aceitá-lo, no todo ou em parte, ou esse mesmo desejo se fará conduzido a um objetivo mais elevado, e, por isso mesmo, inobjetável (chama-se a isso *sublimação*). Se assim não for, reconhece-se seu rechaço como algo justo, ainda que se substitua o mecanismo automático e, com isso, insuficiente da repressão por uma condenação com o auxílio das operações espirituais mais elevadas do ser humano; chega-se assim a seu domínio [*Beherrschung*] consciente.

Desculpem-me caso não tenha conseguido expor aos senhores de maneira claramente apreensível os pontos capitais do método de tratamento ora chamado *psicanálise*. As dificuldades não se encontram apenas na novidade do objeto. Sobre o tipo de desejos inconciliáveis que, não obstante a repressão, continuam a se fazer sentir a partir do inconsciente, e sobre as condições subjetivas ou constitutivas que devem se encontrar numa pessoa para que se consuma tal fracasso da repressão e se tenha uma formação substitutiva ou de sintoma, sobre esses aspectos ainda serão dadas algumas informações, mediante observações pontuais.

III

Minhas senhoras e meus senhores! Nem sempre é fácil corresponder à verdade, sobretudo quando se precisa ser breve, tanto que hoje sou obrigado a corrigir uma imprecisão que cometi em minha última conferência. Eu lhes dizia que ao renunciar à hipnose eu forçava meus pacientes a me comunicar o que lhes ocorrera quanto ao problema que acabávamos de tratar – eles bem sabiam, não obstante, que o supostamente esquecido e a ocorrência que ali emergia sem dúvida conteriam o que se buscava, de modo que eu fazia a experiência de que o que ocorresse em seguida em meus pacientes traria algo pertinente e comprovaria ser a continuação esquecida da lembrança. Ora, isso não é de todo correto; apenas por brevidade apresentei algo tão simples. Na realidade, só nas primeiras vezes acontecia de o esquecido pertinente ser obtido por um simples esforço de minha parte. Caso se fizesse seguir o processo, sempre sucediam fatos que não poderiam ser os pertinentes, pois não se coadunavam, e os próprios doentes os rejeitavam como não pertinentes. Aqui, o esforço já não seria de auxílio, e de novo se poderia lamentar ter renunciado à hipnose.

De tal maneira perplexo, aferrei-me a um preconceito, e sua justificação científica veio a ser comprovada anos depois por meu amigo C. G. Jung e seus alunos. Devo dizer que, às vezes, é bastante útil ter preconceitos. Eu tinha em alta conta o rigor da determinação dos processos anímicos e não podia acreditar que uma ocorrência do paciente, por ele produzida em tenso estado de atenção, fosse inteiramente arbitrária e carente de relação com a representação esquecida que buscávamos; que não fosse idêntica a essa, tal se explicava satisfatoriamente pela situação psicológica pressuposta. No doente em tratamento, duas forças atuavam uma contra a outra: por um lado, a sua aspiração consciente de trazer à consciência o esquecido presente no inconsciente; por outro, a resistência, nossa conhecida, que se revolvia contra o tornar consciente do reprimido ou de seus derivativos. Se a resistência fosse igual a zero ou muito reduzida, o esquecido fazia-se consciente sem ser desfigurado; nesse caso, podia-se supor que a desfiguração do que se buscava seria tanto maior quanto maior fosse a resistência contra o tornar consciente do que se buscava. O pensamento que, na pessoa doente, sobrevinha no lugar daquele que se buscava dava-se ele próprio como um sintoma; era uma formação substitutiva nova, artificial e efêmera para o reprimido, que tanto mais se lhe dessemelhava quanto maior a desfiguração pela qual passou sob a influência da resistência. No entanto, em razão de sua natureza como sintoma, ele demonstrava certa semelhança com o que se buscava, e, em caso de resistência não muito intensa, a partir da ocorrência haveria de ser possível adivinhar o procurado, que então se dissimulava. Em relação ao elemento reprimido, a ocorrência tinha de se comportar ao modo de uma alusão, de uma apresentação desse em discurso *indireto*.

No âmbito da vida psíquica normal, conhecemos casos em que situações análogas à que supomos proporcionam resultados semelhantes. Um desses casos é o do *chiste*. Por meio de problemas da técnica psicanalítica fui obrigado a me ocupar com a técnica da formação de chistes. Quero lhes expor um único desses exemplos, que, por sinal, é um chiste em língua inglesa.

Conta a anedota[9] que dois homens de negócios pouco escrupulosos tinham conseguido arrebanhar grande fortuna por meio de uma série de empreendimentos bastante arriscados, e em dado momento se esforçavam para ingressar na alta sociedade. Entre outros meios para tal, pareceu adequado se deixar retratar pelo pintor mais eminente e mais caro da cidade, cujas telas eram tidas por acontecimentos. Numa grande *soirée*, os quadros, caros, foram expostos, e os dois donos da casa conduziram pessoalmente o mais influente crítico e conhecedor de arte até a parede da sala onde ambos os retratos estavam expostos lado a lado – sua intenção era a de arrancar do crítico algum juízo de admiração. Ele contemplou os quadros por algum tempo, então sacudiu a cabeça como se não tivesse entendido e se limitou a perguntar, apontando para o espaço livre entre ambos os retratos: *And where is the Saviour?* [Mas onde está o Salvador?]. Vejo que vocês riem todos ante um bom chiste, em cujo entendimento queremos agora adentrar. Entendemos

---

9. Consta no escrito *O chiste e sua relação com o inconsciente* (*Der Witz und seine Beziehung zum Unbewussten*), p. 50 (Sigmund Freud, *Obras completas*, v. VIII. Rio de Janeiro: Imago, 1996). (N.T.)

que o conhecedor de arte quis dizer "vocês são dois picaretas, como aqueles entre os quais o Salvador padeceu na cruz". Mas ele não o diz, e em vez disso manifesta algo que num primeiro momento parece curiosamente inapropriado e deslocado, e, no momento seguinte, o reconhecemos como *alusão* ao pretendido insulto, esse que de pleno direito ele vem substituir. Não podemos esperar reencontrar no chiste todas as relações que conjecturamos para a gênese da ocorrência em nossos pacientes, mas queremos insistir na identidade da motivação entre chiste e ocorrência. Por que nosso crítico não pode dizer diretamente aos dois picaretas o que gostaria de dizer? Porque juntamente com seu anseio de dizê-lo na cara e sem rodeios atuam nele motivos bastante consistentes em sentido contrário. Não é algo isento de risco ofender pessoas de quem se é hóspede, e tais pessoas dispõem de vigorosos punhos de um sem-número de serviçais. Pode-se facilmente incorrer no destino que na conferência anterior eu trouxe em analogia com "repressão". Por essa razão, o crítico não expressou diretamente o xingamento que pretendia, fazendo-o sob a forma desfigurada de uma "alusão com omissão", e, segundo nosso entender, essa mesma constelação é culpada, uma vez que o paciente, em vez do esquecido que se busca, produziu uma *ocorrência substitutiva* mais ou menos desfigurada.

Minhas senhoras e meus senhores! Seguindo a Escola de Zurique (Bleuler, Jung *et al.*), faz-se bastante adequado caracterizar como "complexo" um grupo de elementos de representação investidos de afeto. Com isso, vemos que para buscar um complexo reprimido partimos de uma pessoa que dele esteja padecendo e dele ainda recorde, e temos todas as perspectivas para adivinhá-lo se o paciente puser à nossa disposição número suficiente de suas ocorrências livres. Deixamos então o doente falar o que quiser, atendo-nos à premissa de que não lhe pode ocorrer outra coisa além do que indiretamente depender do complexo buscado. Se esse caminho para descobrir o reprimido lhes parece de todo circular, quanto a isso pelo menos posso lhes garantir ser o único viável.

Quando exercemos essa técnica, um incômodo está no fato de que o paciente frequentemente se interrompe, faz uma pausa e afirma nada saber, não lhe ocorrendo absolutamente nada. Se assim fosse e ele estivesse certo, outra vez nosso procedimento se comprovaria insuficiente. Só mesmo uma observação mais sutil vai demonstrar que tal denegação das ocorrências na verdade jamais sobrevém. Essa aparência se produz apenas uma vez que, sob o influxo das resistências, que se disfarçam sob diferentes juízos críticos acerca do valor da ocorrência, o paciente ou se recolhe ou torna a pôr de lado a ocorrência percebida. A maneira de se proteger disso está em prever essa conduta e exortar o paciente a não se preocupar com essa crítica. Sob a total renúncia a semelhante seleção crítica ele deve dizer tudo o que lhe passe pela mente, mesmo quando o tomar por incorreto, por não pertinente, por carente de sentido, e, sobretudo, quando lhe for desagradável ocupar o pensamento com tal ocorrência. Por meio de sua obediência a essa prescrição, asseguramo-nos do material que haverá de nos pôr na trilha dos complexos reprimidos.

Para o psicanalista, esse material de ocorrências, que o paciente, menosprezando-o, arroja de si de vez em quando sob a influência do médico, encontra-se sob a influência da resistência, constitui como que o minério em estado bruto, do qual vai extrair valioso metal, com o auxílio de simples artes de interpretação. Se quiserem, junto a um paciente, produzir um conhecimento rápido e provisório dos complexos reprimidos, sem, no entanto, adentrar seu ordenamento e suas relações, podem examiná-lo mediante o *experimento da associação*, tal como constituído por Jung[10] e seus discípulos. Esse procedimento serve ao psicanalista tanto quanto a análise qualitativa serve ao químico; na terapia dos pacientes neuróticos, tal procedimento é dispensável, mas é indispensável para a demonstração objetiva dos complexos e para a investigação das psicoses, essas que a Escola de Zurique abordou de modo tão bem-sucedido.

A elaboração das ocorrências que se oferecem ao paciente quando ele se submete à regra fundamental da psicanálise não é o único de nossos meios técnicos para a descoberta do inconsciente. Servem ao mesmo fim dois outros procedimentos, a saber, a interpretação dos sonhos e a apreciação dos atos falhos e casuais.

Meus prezados ouvintes, concedo aos senhores que por muito hesitei sobre se antes de lhes dar este breve panorama do inteiro campo da psicanálise não seria preferível oferecer-lhes uma apresentação pormenorizada da interpretação dos sonhos. Um motivo puramente subjetivo e aparentemente secundário me demoveu dessa ideia. Pareceu-me quase escan-

---

10. Carl Jung, *Diagnostische Assoziationsstudien*, v. I, 1906. (N.T.)

daloso apresentar-me neste país, voltado a objetivos práticos, como "intérprete de sonhos", antes que vocês pudessem saber da importância que pode reivindicar para si essa arte antiquada e escarnecida. A interpretação dos sonhos é, na realidade, a *via regia* para o conhecimento do inconsciente, o fundamento mais seguro da psicanálise e daquele âmbito do qual todo trabalhador deve haurir seu convencimento e sua formação. Se me fosse perguntado como alguém pode se tornar psicanalista, eu responderia que mediante o estudo de seus próprios sonhos. Com o devido tato, até agora todos os adversários da psicanálise se esquivaram de dignificar a "interpretação dos sonhos"[11] ou pretenderam passá-la por alto com as mais superficiais objeções. Se, ao contrário, vocês forem capazes de aceitar as soluções para os problemas da vida onírica, as novidades que a psicanálise vai exigir de seu pensamento já não lhes oferecerão dificuldade alguma.

Não se esqueçam de que nossas produções de sonhos noturnos mostram, por um lado, a máxima semelhança externa e parentesco interno com as criações das doenças mentais, e, por outro, são compatíveis com uma plena saúde da vida desperta. Não há nada paradoxal em afirmar que quem, em vez de entendê-las, maravilha-se diante de tais ilusões dos sentidos, ideias delirantes e mudanças de caráter "normais", tampouco terá a menor perspectiva de compreender as formações anormais de estados anímicos patológicos. Entre esses leigos vocês com certeza poderão contar hoje todos os psiquiatras. Queiram

---

11. *A interpretação dos sonhos*, obra de Freud publicada em 1900. (N.T.)

agora me seguir por uma rasante incursão pela região dos problemas oníricos.

Quando estamos despertos, tratamos os sonhos com desprezo, assim como o paciente trata as divagações que o psicanalista lhe demanda. E também os rejeitamos, uma vez que, via de regra, os esquecemos pronta e completamente. Nosso menosprezo funda-se na estranheza mesmo dos sonhos que não são confusos nem disparatados, bem como no evidente absurdo e na ausência de sentido de outros sonhos; nosso rechaço ainda aponta para aspirações desinibidamente isentas de vergonha e imorais que aparecem em alguns sonhos. É sabido que a Antiguidade não compartilhava desse desprezo pelos sonhos. E mesmo hoje as camadas inferiores da população não se deixam enganar em sua estima pelos sonhos; tal como os antigos, esperam deles a revelação do futuro.

Confesso que não tenho a menor necessidade de hipóteses místicas para preencher as lacunas de nosso conhecimento atual, e por isso nunca pude encontrar coisa alguma que atestasse uma natureza profética dos sonhos. São coisas de bem outra ordem, ainda que igualmente maravilhosas, que se pode dizer sobre os sonhos.

Em primeiro lugar, nem todos os sonhos são estranhos, incompreensíveis ou confusos para quem os sonha. Se vocês tomarem os sonhos de crianças bem pequenas, a partir de 1 ano e meio, vão achá-los de todo simples e de fácil entendimento. A criança pequena sempre sonha com a satisfação de desejos que foram despertados e não satisfeitos no dia anterior. Para encontrar tais soluções simples, não se faz necessária nenhuma arte de interpretação, apenas a averiguação das vivências da criança na véspera (no dia do sonho). Sem dúvida obteríamos a mais satisfatória solução do enigma onírico se mesmo os sonhos dos adultos, sem diferir dos das crianças, fossem satisfações de estímulos de desejo produzidos durante o dia. E assim o é na realidade; as dificuldades que se põem no caminho da solução podem ser passo a passo eliminadas mediante uma análise pormenorizada dos sonhos.

A primeira e mais importante objeção a isso está na ideia de que os sonhos dos adultos, via de regra, têm um conteúdo incompreensível, de modo algum permitindo reconhecer algo como a satisfação de desejos. Pois a resposta aqui é: esses sonhos passaram por um ajuste; o processo psíquico a lhes subjazer originalmente seria bem diferente da expressão que recebeu em palavras. É preciso que vocês diferenciem o *conteúdo manifesto do sonho*, tal como de forma nebulosa o recordam pela manhã e com esforço o vestem em palavras, aparentemente arbitrárias, dos *pensamentos oníricos latentes*, cuja presença no inconsciente se pode supor. Essa desfiguração onírica é o mesmo processo de que se tomou conhecimento ao se indagar sobre a formação de sintomas histéricos. O conteúdo manifesto do sonho é o substituto desfigurado dos pensamentos oníricos inconscientes, e essa desfiguração é obra das forças defensoras do eu, resistências que na vida em vigília proíbem terminantemente que os desejos reprimidos do inconsciente acessem a consciência, e em seu rebaixamento durante o sono conservem no mínimo força suficiente para impor ao sonho um disfarce encobridor. O sonhante então reconhece o sentido de seu sonho tão pouco quanto o histérico reconhece a relação e o sentido de seus sintomas.

Que existem pensamentos oníricos latentes e que entre eles e o conteúdo onírico manifesto realmente há uma relação conforme a descrita, isto é algo de que se pode convencer pela análise dos sonhos, cuja técnica coincide com a psicanalítica. Vocês devem prescindir inteiramente da trama aparente dos elementos no sonho manifesto e buscar reunir as ocorrências, que para cada elemento onírico individual são obtidas mediante livre associação segundo as regras do trabalho psicanalítico. A partir desse material, podem adivinhar pensamentos oníricos latentes de modo idêntico ao que foi possível adivinhar no caso do paciente com relação a seus sintomas e lembranças, seus complexos ocultos. E nos pensamentos oníricos assim encontrados é possível, sem mais, verificar até que ponto se justifica remeter os sonhos dos adultos aos sonhos infantis. O que agora substitui o conteúdo manifesto do sonho como real sentido do sonho se faz claramente compreensível, atrela-se às impressões vitais da véspera e demonstra ser uma realização de desejos não satisfeitos. Assim, será possível descrever o sonho manifesto, do qual ficam sabendo pela lembrança do adulto, como realização *disfarçada* de desejos *reprimidos*.

Agora, mediante uma espécie de trabalho sintético, vocês poderão chegar a uma visão do processo que produziu a desfiguração dos pensamentos oníricos inconscientes em conteúdo onírico manifesto. A esse processo chamamos "trabalho do sonho". Ele é merecedor de nosso pleno interesse teórico, já que nele podemos estudar, como em nenhuma outra parte, quais dos insuspeitos processos psíquicos se fazem possíveis no inconsciente ou, em termos mais precisos, entre dois sistemas psíquicos separados, como o consciente e o inconsciente. Entre esses processos psíquicos recém-conhecidos destacam-se a *condensação* e o *deslocamento*. O trabalho do sonho é um caso especial dos efeitos de diferentes grupos anímicos uns sobre os outros, sendo, portanto, o resultado de uma cisão anímica, e, em todos os traços essenciais, ele se parece com aquele da distorção que transmuta os complexos reprimidos mediante a repressão malsucedida no sintoma.

Na análise dos sonhos, além do mais, vocês descobrirão com assombro o papel insuspeitadamente grande das impressões e vivências dos primeiros anos da infância no desenvolvimento do ser humano. Na vida onírica, é como se a criança prosseguisse a sua existência no adulto, conservando todas as suas peculiaridades e os estímulos de desejos, mesmo os que se tornaram inutilizáveis no decorrer da vida. Com poder irrefutável vão se lhes impor todos os desenvolvimentos, repressões, sublimações e formações reativas a partir das quais da criança, de tão outra disposição, sobrevirá o assim chamado ser humano normal, que é portador da cultura e em parte vítima dessa, que foi com tanto esforço conquistada.

Também quero lhes fazer notar que na análise dos sonhos temos visto que, sobretudo para a figuração de complexos sexuais, o inconsciente se serve de uma certa simbologia, que em parte é individualmente variável; em outra parte, porém, estabelece-se de modo característico, parecendo coincidir com a simbologia que conjecturamos por trás de nossos mitos e contos de fadas. Não seria impossível que as últimas criações dos povos pudessem receber sua elucidação dos sonhos.

Por último, devo adverti-los que não devem se deixar enganar pela objeção de que a ocorrência dos sonhos de angústia viria contradizer nossa concepção do sonho como satisfação de desejos. Abstraindo-se de que também esses sonhos de angústia requerem interpretação antes que sobre eles se possa ajuizar, de modo bastante geral deve-se dizer que a angústia não depende tão simplesmente do conteúdo do sonho, como se pode imaginar sem demais conhecimentos sobre as condições da angústia neurótica. A angústia é uma das reações de recusa do eu contra desejos que se tornaram fortemente reprimidos, e, por isso mesmo, no sonho faz-se muito bem explicável que a formação desse se pôs expressamente a serviço da satisfação desses desejos.

Os senhores veem que a investigação sobre os sonhos justificar-se-ia em si por meio das ligações que fornecem sobre coisas que de outro modo seriam difíceis de saber. Porém nós chegamos a ela por força da conexão com o tratamento psicanalítico dos neuróticos. Pelo que foi dito até aqui, podemos facilmente entender de que modo a interpretação dos sonhos, quando não é por demais dificultada pelas resistências da pessoa doente, conduz ao conhecimento de seus desejos ocultos e reprimidos, bem como aos complexos que eles alimentam, e posso passar então ao terceiro grupo dos fenômenos anímicos, cujo estudo se tornou meio técnico para a psicanálise.

São eles os pequenos atos falhos tanto das pessoas normais quanto das neuróticas, aos quais de outro modo não se cuidaria de atribuir nenhum valor: o esquecimento das coisas que poderiam saber e que também outras vezes efetivamente sabem (por exemplo, quando por um instante não ocorre a alguém um nome próprio), os deslizes na fala, que ocorrem com tanta frequência, analogamente na escrita e na leitura, ao se manipular equipamentos e perder ou quebrar objetos e coisas que tais, fatos notáveis para os quais, se assim não fosse, não se buscaria determinante psíquico e se os deixaria passar como acontecimentos casuais, como uma sucessão de contingências, desatenção e condições semelhantes. A isso vêm se assomar ações e gestos que as pessoas realizam sem neles atentar de modo algum, muito menos lhes atribuindo peso anímico, como o brincar ou tamborilar com objetos, zumbir melodias, mexer no próprio corpo, na roupa e assemelhados.[12] Essas pequenas coisas, os atos falhos como as ações sintomáticas e causais, não são tão desprovidas de significado como, numa espécie de tácito acordo, está-se pronto a aceitar. São de todo providas de sentido já na própria situação em que incidem, e, na maioria dos casos, é possível interpretá--las com facilidade e segurança, e saliente-se que, por sua vez, elas expressam impulsos e intenções que devem ser relegados e ocultados da própria consciência, ou que provêm das próprias moções de desejos e complexos reprimidos, que já bem conhecemos como criadores de sintomas e de imagens oníricas. Por isso recebem a dignidade de sintomas, e atentar a

---

12. Cf. *Psychopathologie des Alltagsleben* [Psicopatologia da vida cotidiana], 10. ed., 1905, 1924.

elas tanto quanto aos sonhos deve levar a se descobrir o que se esconde na vida anímica. Por seu intermédio, o homem, via de regra, revela seus mais íntimos segredos. Caso se estabeleçam com especial facilidade e frequência, mesmo entre as pessoas saudáveis, que de modo geral conseguiram reprimir suas moções inconscientes, devem-no à sua insignificância e invisibilidade. Mas elas têm o direito de reivindicar elevado valor teórico, uma vez que nos demonstram a existência do reprimido e da formação substitutiva sob as condições de saúde.

Os senhores já devem ter notado que o psicanalista se caracteriza pela crença especialmente estrita no determinismo da vida anímica. Para ele, nas exteriorizações psíquicas nada há de insignificante, nada caprichoso nem nada casual; ele espera uma motivação suficiente mesmo onde não se possa fazer tal exigência; e está preparado para encontrar motivação múltipla para os mesmos efeitos anímicos, enquanto nossa necessidade causal, que se supõe inata, declara-se satisfeita com uma única causa psíquica.

Queiram agora os senhores coligir os meios de que dispomos para o descobrimento do oculto, do esquecido, do reprimido da vida anímica, o estudo das ideias que por livre associação foram suscitadas no paciente, seus sonhos e seus atos falhos e sintomáticos; acrescente-se ainda a valoração dos outros fenômenos, que resultam do tratamento psicanalítico, sobre os quais logo farei algumas observações sob a palavra--chave "transferência", e comigo chegarão à conclusão de que nossa técnica já está suficiente o bastante para dar conta de sua tarefa, para conduzir à consciência o material psíquico patogênico e com isso eliminar o sofrimento provocado pela formação de sintomas substitutivos. E uma vez que nosso conhecimento da vida anímica das pessoas normais e das doentes se enriquece e se aprofunda por ocasião dos esforços terapêuticos, este trabalho já não pode ser considerado apenas um atrativo especial e de excelência.

Não sei se os senhores ficaram com a impressão de que a técnica por cujo arsenal acabo de introduzi-los vem se mostrar particularmente difícil. Penso que ela é bem apropriada ao objeto com que deve se haver. Mas de muito certo se tem que ela não é autoevidente, que tem de ser aprendida, tal como a técnica histológica ou a cirúrgica. É possível que se surpreendam ao saber que na Europa temos ouvido uma série de juízos vindos de pessoas que nada sabem dessa técnica e não a empregam, valendo-se então de ironia, como se devessem os senhores comprovar a exatidão de seus resultados. Entre esses adversários por certo que também há pessoas a quem não é estranho o modo de pensar científico; pessoas que, por exemplo, não rechaçariam um resultado de pesquisa por microscópio por não poder confirmar o preparado anatômico a olho nu, pelo menos não antes de ter avaliado as circunstâncias com o auxílio do microscópio. Mas nas coisas da psicanálise, as conexões para o reconhecimento são bem menos satisfatórias. A psicanálise quer trazer ao reconhecimento consciente o que foi reprimido na vida anímica, e que quem avalia, ele próprio, vem a ser uma pessoa que detém tais repressões, e possivelmente só a duras penas a mantém de pé. É possível então que suscite a mesma resistência que desperta no doente, e, quanto a essa, é fácil disfarçar-se de recusa intelectual, aduzindo argumentos semelhantes aos que repelimos em nossos doentes com a fundamental regra psicanalítica. Assim como em nossos doentes, não raro também em nossos oponentes podemos constatar uma notável influência afetiva da capacidade de julgar, no sentido de um rebaixamento. A presunção da consciência, que, por exemplo, rejeita o sonho, fazendo-lhe tão pouco caso, está entre os mais fortes dispositivos de proteção, em nós universalmente previstos contra a irrupção dos complexos inconscientes, razão pela qual é difícil trazer as pessoas para o convencimento da realidade do inconsciente e lhes dar a conhecer algo novo, que contradiz seu conhecimento consciente.

IV

Minhas senhoras e meus senhores! Vocês devem estar ansiando por saber o que foi que, com o auxílio dos meios técnicos descritos, nós observamos quanto aos complexos patogênicos e às moções desejantes do neurótico.

Pois bem, observamos, sobretudo, o seguinte: com uma regularidade de fato surpreendente, a pesquisa psicanalítica reconduz os sintomas de sofrimento do doente a impressões de sua vida amorosa, e isso nos mostra que os estímulos desejantes patogênicos são da natureza dos componentes pulsionais eróticos; desse modo, somos levados a atribuir aos distúrbios do erotismo a máxima importância entre as influências que levam à enfermidade, e isso em ambos os sexos.

Sei que essa afirmação não será bem recebida. Mesmo pesquisadores que de coração aberto acompanham minhas obras psicológicas estão propensos a achar que superestimo o componente etiológico dos fatores sexuais, e veem até mim questionando sobre por que estímulos anímicos de outra ordem não dariam ensejo aos fenômenos descritos de represssão e formação substitutiva. A isso eu posso responder: não sei por que não haveriam de fazê-lo, e nada tenho a opor a isso, mas a experiência mostra que eles não possuem tais significados, e que, no máximo, vêm respaldar o efeito dos fatores sexuais, sem nunca poder substituí-los. Esse estado de coisas não foi algo como que postulado teoricamente por mim; nos *Estudos sobre histeria*, que publiquei com o doutor J. Breuer em 1895, não era esse o meu ponto de vista; tive de me converter a ele à medida que meus experimentos se faziam mais numerosos, e fui levado a adentrar mais profundamente o assunto. Ora, meus senhores! Encontram-se aqui entre vocês alguns de meus amigos e seguidores mais próximos, que fizeram comigo a viagem até Worcester. Perguntem a eles e, no início com descrédito, de todos ouvirão sobre a enorme importância da etiologia sexual, até que seus próprios esforços analíticos venham a demandar que façam as suas.

O convencimento acerca do caráter correto da tese em questão não chega a ser facilitado pelo comportamento do paciente. Em vez de prontamente nos oferecer informações sobre sua vida sexual, de todos os meios procuram ocultá-la. As pessoas de modo algum são sinceras quanto à sua vida sexual. Não mostram livremente sua sexualidade, mas vestem um pesado sobretudo – uma teia de mentiras para ocultá-la, como se sobre o mundo da sexualidade pairasse um mau tempo. Não estão erradas, já que em nosso mundo cultural sol e vento realmente não se mostram favoráveis à atividade sexual. Na verdade, ninguém pode revelar de forma livre seu erotismo diante dos outros. Mas quando seus pacientes observam pela primeira vez que podem fazê-lo sem embaraço no tratamento, deixam de lado aquela casca de mentiras e só então se mostram em condições de formular um juízo sobre a questão em debate. Infelizmente, em suas relações pessoais os médicos não desfrutam de privilégio em relação às outras pessoas no que tange às questões da vida sexual, e, com isso, muitos deles se acham prisioneiros desse misto de pudor e lascívia que pauta o comportamento da maioria das "pessoas cultas" nas questões sobre a sexualidade.

Permitam-me agora prosseguir na comunicação de nossos resultados. Numa outra série de casos, a pesquisa psicanalítica remete os sintomas não a vivências sexuais, e, sim, a vivências traumáticas banais. Ocorre que essa diferenciação carece de valor por outra circunstância. O trabalho de análise demandado para o esclarecimento radical e para a cura definitiva de um caso clínico jamais se detém nas vivências do período da enfermidade, mas em todos os casos remontará à puberdade e à primeira infância do paciente, para então deparar com as impressões e os casos determinantes para o futuro adoecimento. Só mesmo as vivências da infância proporcionam a explicação para a suscetibilidade a traumas posteriores, e só mesmo pela descoberta e pelo tornar conscientes desses vestígios de lembrança quase sempre esquecidos adquirimos o poder de eliminar o sintoma. Chegamos aqui ao mesmo resultado da pesquisa sobre os sonhos, qual seja, o de que as moções de desejo passadas e reprimidas da infância são as que conferem o poder de formar sintomas, sem o qual a reação a traumas posteriores transcorreria por vias normais. A essas poderosas moções de desejo da infância podemos chamar, de modo bastante geral, de sexuais.

Agora sim posso ter mais certeza quanto ao assombro de vocês. "Então existe uma sexualidade infantil?" – perguntarão. A infância não seria muito mais aquele período da vida caracterizado pela ausência do impulso sexual? Não, meus senhores, certamente não é assim, não é o caso que a pulsão sexual desce sobre as crianças na puberdade tal como, segundo o Evangelho, o diabo sobre os porcos. A criança tem sua vida e atividade sexuais desde o início, ela as traz consigo ao mundo e, a partir daí, mediante um desenvolvimento rico em etapas, chega à sexualidade do adulto dito normal. Não é difícil observar as manifestações dessa atividade sexual infantil; mas o que ocorre nesse caso é mais uma certa arte de menosprezá-la ou de interpretá-la equivocadamente.

Por um capricho do destino, para as minhas informações, estou em condições de invocar um testemunho proveniente bem aí do meio de vocês. Mostro-lhes o trabalho de um certo doutor Sanford Bell, publicado em 1902 no *American Journal of Psychology*. O autor é membro da Clark University, deste mesmo instituto em cujo salão hoje nos encontramos. Neste trabalho, intitulado *A preliminary study of the emotion of love between the sexes*, que apareceu três anos antes de meus *Três ensaios sobre a teoria da sexualidade*, o autor diz tal qual acabo de lhes dizer: *The emotion of sex love... does no make its appearance for the first time at the period of adolescence, as has been thought.* Ele fez um trabalho que, como dizemos na Europa, é de estilo americano, reunindo não menos do que 2.500 observações positivas colhidas ao longo de quinze anos, das quais oitocentas eram suas. Sobre os sinais que esses enamoramentos dão a conhecer, ele expressa:

> *The unprejudiced mind in observing these manifestations in hundreds of couples of children cannot escape referring them to*

sex origin. The most exacting mind is satisfied when to these observations are added the confessions of those who have as children experienced the emotion to a marked degree of intensitiy, and whose memories of childhood are relatively distinct.[13]

Mas o que mais surpreenderá aqueles de vocês que não querem crer na sexualidade infantil será ouvir que entre essas crianças precocemente enamoradas não poucas tinham idade de três, quatro e cinco anos.

Eu não estranharia se os senhores dessem crédito mais a essas observações de um conterrâneo próximo do que às minhas. Mas eu mesmo tive a sorte de obter um quadro bastante completo das manifestações pulsionais somáticas e das produções anímicas num estágio primevo da vida sexual infantil, a partir da análise de um garoto de 5 anos, acometido de angústia, que o próprio pai nele inculcara seguindo as regras da arte.[14] E devo lhes recordar que meu amigo doutor C. G. Jung expôs nesta mesma sala algumas horas atrás a observação de uma garota ainda mais nova que, pela mesma circunstância de meu paciente – por ocasião do nascimento de um irmãozinho –

---

13. A mente sem preconceitos, ao observar essas manifestações em centenas de pares de crianças, não consegue escapar de fazer referências à sua origem sexual. A mente mais exigente fica satisfeita quando a essas observações se somam as confissões daqueles que, quando crianças, experimentaram a emoção com um grau acentuado de intensidade, e cujas memórias da infância são relativamente distintas. (Tradução livre [N.E.].)
14. *Analyse der Phobie eines fünfjähriges Knaben* [Análise de fobia de um garoto de cinco anos]. *Jahrbuch für psychoanalytische und psychopathologische Forschungen* [Anuário de disciplinas psicanalíticas e psicopatológicas], v. I, 1909.

permitiu arrolar com certeza quase as mesmas moções sensuais, formações de desejo e de complexo. Portanto, não desespero em querer torná-los íntimos com a ideia, inicialmente estranha, da sexualidade infantil, e gostaria ainda de lhes apresentar o célebre exemplo do psiquiatra de Zurique, E. Bleuler, que, se há bem poucos anos externou publicamente não compreender minhas teorias sexuais, de lá para cá, em suas observações, tem corroborado a sexualidade infantil em toda a sua magnitude.[15]

Não é difícil explicar por que a maior parte das pessoas, sejam observadores da área médica ou de fora, nada quer saber da vida sexual das crianças. Esqueceram a sua própria atividade sexual infantil sob a pressão da educação para a cultura e não querem ser lembrados do reprimido. A outros convencimentos chegariam se tivessem iniciado a investigação com uma autoanálise, com uma revisão e interpretação de suas lembranças de infância.

Deixem de lado a dúvida e queiram me acompanhar numa apreciação da sexualidade infantil dos primeiros anos.[16] A pulsão sexual da criança revela-se como altamente composta; ela admite uma decomposição em muitos elementos advindos de diferentes fontes. Sobretudo, independe da função da reprodução, a cujo serviço vai se pôr mais tarde. Serve à obtenção de diferentes tipos de sensações de prazer que, por certas analo-

---

15. Bleuler, *Sexuelle Abnormitäten der Kinder* [Anormalidades em crianças]. *Jahrbuch der Schweizerischen Gesellschaft für Schulgesundheitspflege* [Anuário da sociedade suíça para o Ministério da Saúde], IX, 1908.
16. *Drei Abhandlungen zur Sexualtheorie* [Três ensaios sobre a teoria sexual], Wien, 1905; 5. ed., 1922.

gias e nexos, concebemos conjuntamente como sexualidade. A principal fonte de prazer sexual infantil é a estimulação apropriada de determinadas partes do corpo, especialmente excitáveis, além dos genitais, dos orifícios da boca, do ânus e da uretra, mas também a pele e outras superfícies sensíveis. Uma vez que nessa primeira fase da vida sexual infantil a satisfação encontra-se no próprio corpo e prescinde de um objeto estranho, chamamos essa fase, segundo termo cunhado por Havelock Ellis, de autoerotismo. E às partes significativas para a obtenção do prazer sexual chamamos de zonas erógenas. O ato de chupar o dedo ou mamar com deleite por parte das crianças pequenas é um bom exemplo de satisfação autoerótica com base numa zona erógena; o primeiro observador científico desse fenômeno, um pediatra de nome Lindner, de Budapeste, corretamente o interpretou como satisfação sexual e descreveu de maneira exaustiva a sua passagem para outras e mais elevadas formas de atividade sexual. Outra satisfação sexual dessa fase da vida é a estimulação masturbatória dos genitais, de grande importância para a vida posterior e que muitos indivíduos não superaram completamente. Além dessas e outras atividades autoeróticas, desde muito cedo se manifesta nas crianças o componente pulsional da sexualidade ou, como gostamos de dizer, a libido, que pressupõe uma pessoa estranha na qualidade de objeto. Essas pulsões se apresentam em pares de opostos, como ativo e passivo; como representantes mais importantes desse grupo, nomeio-lhes o prazer de infligir a dor (sadismo), com sua contraparte passiva (masoquismo), bem como o prazer no ato de assistir, que pode ser de caráter ativo e passivo; do primeiro desses mais tarde virá a se ramificar o anseio por saber, e, do último, a compulsão para a exibição artística e do trabalho de ator. Outras atividades sexuais da criança já incidem sob o ponto de vista da *escolha do objeto*, na qual o tema principal é uma pessoa estranha, que deve seu significado originalmente à consideração do impulso de autoconservação. Mas a diferença entre os sexos durante a infância não desempenha nenhum papel decisivo; assim, vocês podem atribuir a toda criança, sem lhes cometer injustiça alguma, uma certa vocação homossexual.

Essa vida sexual infantil, dissolvida, abundante, porém cindida, na qual o impulso singular procura adquirir prazer independentemente dos outros, experimenta então uma síntese e uma organização segundo duas direções principais, de modo que, com o findar da puberdade, o mais das vezes encontra-se formado o caráter sexual definitivo do indivíduo. Por um lado, as pulsões singulares se submetem ao domínio da zona genital e, por meio disso, a inteira vida sexual entra a serviço da reprodução, e a satisfação daquelas pulsões se mantém importante somente como preparação e favorecimento do próprio ato sexual. Por outro lado, a escolha de objeto faz recuar do autoerotismo, de modo que na vida amorosa todos os componentes das pulsões sexuais querem ser satisfeitos junto à pessoa amada. Mas a participação nessa conformação definitiva da vida sexual não é permitida a todos os componentes pulsionais originais. Ainda antes da puberdade, sob o influxo da educação, tem-se repressões extremamente enérgicas de determinados impulsos, produzindo-se poderes anímicos como vergonha, asco, moral, que mantêm tais repressões ao modo de guardiães. Na idade da puberdade, sobrevindo a maré das necessidades sexuais, junto às chamadas formações anímicas de reação e resistência, vão se encontrar diques, que, ao transcurso delas, prescrevem os chamados caminhos normais, tornando impossível reanimar as pulsões submetidas à repressão. São sobretudo as coprófilas, isto é, as moções de prazer da infância atreladas a excrementos, as mais radicalmente afetadas pela repressão, e além dessas a fixação à pessoa da escolha primitiva de objeto.

Meus senhores! Uma proposição da patologia geral nos diz que todo processo de desenvolvimento traz consigo os germes da disposição patológica, na medida em que pode ser inibido, retardado ou transcorrer de maneira incompleta. O mesmo vale para o tão complicado desenvolvimento da função sexual. Nem em todos os indivíduos ela é experimentada de maneira suave e desimpedida, deixando como sequelas anormalidades ou disposições para adoecimento futuro (regressão). Pode acontecer que nem todas as pulsões parciais se submetam ao domínio da zona genital; se uma daquelas pulsões se mantiver independente, produz-se o que chamamos de uma *perversão*, que pode substituir a meta sexual normal pela sua própria. Já mencionamos que é frequente o autoerotismo não ser de todo sobrepujado, do que darão testemunho, na continuidade, os mais diversos distúrbios. A igual validade originária de ambos os sexos como objetos sexuais não pode se manter, resultando daí uma tendência à atividade homossexual na vida madura, que em certas circunstâncias pode se intensificar até à homossexualidade exclusiva. Essa série de distúrbios corresponde às inibições de desenvolvimento direto da função sexual; compreende as *perversões* e o *infantilismo* geral da vida sexual, que não é nem um pouco raro.

Não sendo assim, as disposições para as neuroses derivam de uma deterioração do desenvolvimento sexual. Em relação às perversões, as neuroses se comportam como o negativo em relação ao positivo; nelas podem ser rastreados os mesmos componentes pulsionais como portadores de complexos e formadores de sintomas, como nas perversões, mas atuando aqui a partir do inconsciente; portanto, eles passaram por uma repressão, mas, desafiando-a, puderam se afirmar no inconsciente. A psicanálise nos permite reconhecer que uma exteriorização extremada e prematura desses impulsos conduz a uma espécie de *fixação* parcial, que, na sequência, vai representar um ponto débil na estrutura da função sexual. Se o exercício da função sexual normal encontrar obstáculos na vida madura, a repressão do período de desenvolvimento terá quebras, justamente nos pontos em que se deram fixações infantis.

Agora talvez vocês queiram me objetar: mas tudo isso não é sexualidade. Eu uso o termo num sentido muito mais amplo do que aquele em que estão habituados a compreendê-la. Lá isso tenho de convir. Mas cabe perguntar se não seria mais o caso de vocês estarem usando o termo num sentido por demais estreito ao limitá-lo ao âmbito da reprodução. Com isso sacrificam a compreensão das perversões, da conexão entre perversão, neurose e vida sexual normal, e ficam sem poder reconhecer, em seu verdadeiro significado, os inícios facilmente observáveis da vida amorosa somática e anímica das crianças. Mas qualquer que seja a sua decisão sobre o uso da palavra, deve-se reter que o psicanalista entende a sexualidade no sentido amplo ao qual se é levado pela apreciação da sexualidade infantil.

Voltemo-nos ainda uma vez para o desenvolvimento sexual da criança. Ainda há muito a pesquisar, já que demos atenção mais às exteriorizações somáticas que às anímicas da vida sexual. A escolha de objeto primitiva da criança, que deriva de sua necessidade de auxílio, exige nosso mais amplo interesse. De início ela se volta para todas as pessoas encarregadas de seus cuidados, logo em seguida passando a seus pais. A relação da criança com os pais de modo algum está isenta de elementos de coexcitação sexual, e, nesse sentido, se mostram concordes a observação da criança e a posterior exploração analítica do adulto. A criança toma ambos os pais e sobretudo um deles como objeto de seus desejos eróticos. Com isso, no mais das vezes ela segue uma incitação dos próprios pais, cuja ternura apresenta os mais nítidos traços de uma atividade sexual, por mais que inibido em suas metas. O pai, via de regra, prefere a filha, a mãe, o filho; a criança reage a isso com desejo, como o filho no lugar do pai, como a filha no lugar da mãe. Os sentimentos que despertam nesses vínculos entre pais e filhos, como nos vínculos recíprocos entre os irmãos, não são apenas positivos, ternos, mas também negativos, inamistosos. O complexo assim formado está destinado a uma pronta repressão, mas do inconsciente ele exerce um efeito portentoso e duradouro. Podemos aqui formular a conjectura de que, com suas ramificações, ele se constitua no complexo nuclear de toda neurose, e estamos preparados para deparar com sua presença não menos eficaz em outras esferas da vida anímica. O mito do rei Édipo,[17] que matou o pai e esposou a mãe, é uma revelação bem pouco modificada do desejo infantil, e a ele logo se contrapõe, ao modo de rechaço, a barreira do *incesto*. O poema *Hamlet*, de Shakesperare, assenta-se no mesmo terreno do complexo incestuoso mais bem encoberto.

À época em que a criança é governada pelo complexo nuclear ainda não reprimido, parte significativa de sua atividade intelectual se põe a serviço dos interesses sexuais. Ela começa a investigar de onde vêm as crianças e, valorando sobre os indícios que lhe são oferecidos, adivinha quanto às circunstâncias efetivas mais do que os adultos possam imaginar. Via de regra, a ameaça material de um irmão a caminho, que no início é visto apenas como um concorrente, desperta seus interesses de pesquisa. Sob a influência das pulsões parciais ativas nela própria, a criança chega a uma série de "teorias sexuais infantis", por exemplo, a de que ambos os sexos possuiriam o mesmo genital masculino, a de que as crianças seriam concebidas no ato de comer, vindo a nascer pelo reto, e a de que o trânsito entre os sexos seria um ato hostil, uma espécie de submetimento. Mas justamente a imaturidade de sua constituição sexual e as lacunas em seus conhecimentos, em razão da latência do canal sexual feminino, obrigam o investigador infantil a suspender seu trabalho, por infrutífero. O fato é que essa investigação infantil, bem como as

---

17. Freud aqui o anuncia, mas é um pouco mais tarde que vai cunhar a expressão "complexo de Édipo", num texto do ano seguinte, *Sobre um tipo particular de eleição de objeto no homem* (1910). (N.T.)

diversas teorias sexuais que ela fomenta, mantém importância determinante para a formação do caráter da criança e para o conteúdo de seu posterior adoecimento neurótico.

É inevitável e inteiramente normal que a criança faça dos pais os objetos de sua primeira escolha amorosa. Mas sua libido não deve se manter fixada nesses primeiros objetos, sendo o caso de, na sequência, tomá-los como meros modelos, e, a partir deles, à época de escolha definitiva de objeto, deslizar em direção a pessoas estranhas. A substituição dos pais por parte da criança faz-se tarefa realmente indispensável, isso quando não põe em risco a capacidade social do jovem indivíduo. Durante o período em que a repressão encontra a seleção dos impulsos parciais da sexualidade e, mais tarde, quando deve ser relaxada a influência dos pais, que essencialmente custeiam o dispêndio para essas repressões, ao trabalho pedagógico recaem importantes tarefas, que hoje nem sempre são solucionadas de modo plenamente compreensível e inobjetável.

Minhas senhoras e meus senhores! Com essas elucidações sobre a vida sexual e sobre o desenvolvimento psicossexual da criança, não queiram julgar que nos distanciamos demais da psicanálise e da tarefa de eliminação dos distúrbios nervosos. Se o quiserem, podemos caracterizar o tratamento psicanalítico tão somente como uma educação continuada para a superação de reminiscências infantis.

V

Senhoras e senhores! Com o descobrimento da sexualidade infantil e atribuindo aos componentes eróticos instintivos os sintomas das neuroses, chegamos a algumas fórmulas inesperadas sobre sua natureza e tendência. Vemos que os indivíduos adoecem quando, por obstáculos exteriores ou ausência de adaptação interna, falta-lhes na realidade a satisfação das necessidades sexuais. Observamos que então se refugiam na doença para, com o auxílio dela, encontrar uma satisfação substitutiva. Reconhecemos que os sintomas mórbidos contêm certa parcela da atividade sexual do indivíduo ou sua inteira vida sexual. Suspeitamos que a resistência de nossos pacientes ao restabelecimento não é simples, e, sim, composta de vários motivos. Não apenas o eu do paciente se mostra renitente a renunciar às repressões, por meio das quais se esquivou das disposições originárias, mas também as pulsões sexuais não querem renunciar à sua satisfação substitutiva, enquanto for incerto se a realidade lhes oferecerá algo melhor.

A fuga da realidade insatisfatória – que chamamos "doença" em razão de sua nocividade biológica, e não obstante jamais o é sem um ganho de prazer imediato para o paciente – consuma-se pela via da involução (regressão), do retorno para fases anteriores da vida sexual, que, em seu momento, não careceram de satisfação. Essa regressão é aparentemente dupla: temporal, na medida em que a libido, a necessidade erótica, remete a estágios de desenvolvimento temporalmente anteriores, e formal, na medida em que, para a exteriorização dessa necessidade, são empregados os meios originários e primitivos de expressão psíquica. Mas ambos os tipos de regressão apontam para a infância e se encontram na produção de um estado infantil da vida sexual.

Quanto mais profundamente os senhores penetrarem na patogênese da doença neurótica, mais vai se lhes revelar a conexão das neuroses com outras produções da vida anímica humana, e elas serão das mais valiosas. Vocês nos advertirão que nós, pessoas com as elevadas exigências de nossa cultura, e sob a pressão de nossas repressões internas, achamos a realidade de modo geral insatisfatória, e, por isso, mantemos uma vida de fantasia, na qual, por meio de produções de satisfações de desejos, gostamos de compensar as insuficiências da realidade. Nessas fantasias está contido muito da autêntica natureza constitucional da personalidade e também dos estímulos reprimidos da realidade. O homem enérgico e bem--sucedido é aquele que, por meio de trabalho, consegue converter suas fantasias de desejo em realidade. Sempre que, por resistência do mundo exterior e fraqueza do indivíduo, tal não é conseguido, surge o rechaço da realidade, o indivíduo se retrai para seu mundo de fantasias que o satisfaz e cujo conteúdo, em caso de doença, ele converte em sintomas. Sob certas condições favoráveis, ainda lhe continua possível encontrar para essas fantasias outra via na realidade, em vez de duradouramente se alhear dela mediante regressão ao infantil. Quando a pessoa indisposta com a realidade se encontra de posse do talento artístico, que para nós ainda consiste num enigma, suas fantasias, em vez de sintomas, podem se converter em criações artísticas e, desse modo, o indivíduo escapa ao destino das neuroses e, com tal desvio, recupera a relação com a realidade. Sempre que, persistindo a rebelião contra o mundo real, houver carência ou insuficiência desse precioso talento, aí se fará de todo inevitável que a libido, na procedência das fantasias, tome o caminho da regressão a reanimar os desejos infantis e, com isso, a neurose. Em nosso tempo, a neurose faz as vezes do convento para o qual tratavam de se recolher todas as pessoas que a vida fizera decepcionar, ou que se sentiam fracas diante dela.

Deixem-me inserir, neste ponto, o principal resultado a que chegamos mediante a investigação psicanalítica das neuroses, uma vez que as neuroses não têm nenhum conteúdo psíquico próprio que não se encontre também entre as pessoas saudáveis, ou, como expressou C. G. Jung, que padeçam do mesmo complexo com que se embatem também as saudáveis. Depende de constelações quantitativas que relações de forças em combate entre si conduzam a uma luta pela saúde, à neurose ou a um hiper-rendimento compensatório.

Minhas senhoras e meus senhores! Eu os privei até agora da experiência mais importante a corroborar nossa hipótese sobre as forças pulsionais sexuais. Sempre que tratamos psicanaliticamente de uma neurose, sobrevém o estranho fenômeno da chamada *transferência*, e isso significa que se dirige ao médico uma quantidade de estimulações ternas, frequentes vezes misturadas a hostilidade, que não se fundam em nenhum vínculo real, e todas as particularidades de seu surgimento devem ser deduzidas dos antigos desejos fantasiados pelo paciente e tornados inconscientes. Então aquela porção de sua vida sentimental, que ele já não pode evocar na lembrança, é vivenciada pelo paciente na relação com o médico, e somente por meio de tal revivescência na "transferência" ele se convence da existência e da potência desses estímulos sexuais inconscientes. Os sintomas que, para usar uma comparação da química, são os precipitados de vivências amorosas anteriores (em sentido amplo) só podem ser solucionados, e transportados, para outros produtos psíquicos na elevada temperatura da vivência de transferência. Nessa reação, segundo acertada expressão de Sándor Ferenczi,[18] o médico desempenha o papel de *fermento catalítico*, que, por algum tempo, atrai para si afetos liberados nesse processo. O estudo da transferência pode lhes proporcionar também a chave para a compreensão da sugestão hipnótica, da qual no início nos servimos como meio técnico para a pesquisa do inconsciente em nossos pacientes. À época, a hipnose comprovou ser um auxílio terapêutico, mas também um obstáculo ao conhecimento científico da situação, da qual se removiam as resistências psíquicas de certo âmbito, a fim de acumulá-las em suas fronteiras, até se erigir uma parede intransponível. De resto, os senhores não vão acreditar que o fenômeno da transferência, sobre o qual infelizmente é bem pouco o que posso dizer aqui, tenha sido criado por

---

18. Sándor Ferenczi, *Introjektion und Übertragung. Jahrbuch für psychoanalytische und psychopathologische Forschungen* [Introjeção e transferência. Anuário de pesquisas psicanalíticas e psicopatológicas], v. I (dois volumes), 1909.

influência psicanalítica. A transferência se produz espontaneamente em todas as relações humanas, bem como na ligação do paciente com o médico, sendo o verdadeiro portador do influxo terapêutico e atuando com tanto mais força quando menos se suspeita de sua presença. A psicanálise então não a cria, apenas a consciência a revela e dela se apodera para guiar os processos psíquicos até as metas desejadas. Não posso deixar esse tema da transferência sem ressaltar que tal fenômeno não entra em consideração só para o convencimento do paciente, mas também do médico. Sei que todos os meus seguidores se convenceram da exatidão de minhas afirmações sobre a patogênese das neuroses e bem sei que não se chega à certeza de um tal juízo sem se ter feito psicanálise, portanto, a ela não se chega sem ter observado por conta própria os efeitos da transferência.

Senhoras e senhores! Penso que, do ponto de vista do intelecto, deve-se levar em conta sobretudo dois obstáculos ao reconhecimento dos processos de pensamento psicanalítico: o primeiro, a falta de hábito de se considerar o rígido determinismo vigente na vida anímica, que não conhecesse exceção; em segundo lugar, o desconhecimento de singularidades, por meio das quais processos anímicos inconscientes se diferenciam dos conscientes, com os quais temos familiaridade. Uma das resistências mais disseminadas contra o trabalho psicanalítico – entre pacientes e pessoas saudáveis – conduz ao último desses dois fatores. Há o temor de que a psicanálise faça mal, há o medo de chamar à consciência do paciente as pulsões sexuais reprimidas, como se aí estivesse associado o risco de serem sobrepujadas as mais elevadas aspirações éticas. Note-se que o paciente apresenta feridas em sua vida anímica, mas abstém-se de tocar nelas e, com isso, aumentar o sofrimento ainda mais. Podemos acatar essa analogia. Por certo que devemos nos abster de tocar em pontos enfermiços quando sabemos que com isso vamos apenas provocar dor. Mas é sabido que o cirurgião, examinando e apalpando, não vai se esquivar do foco de uma moléstia se tem a intenção de realizar uma intervenção que deve trazer a cura completa. Ninguém pensa em lhe atribuir um ônus em razão dos inevitáveis incômodos advindos do exame ou das reações adversas vindas da operação, quando sua intenção foi apenas a de proporcionar ao paciente uma melhoria definitiva mediante a piora temporária de seu estado. Condições semelhantes se têm com a psicanálise, e ela deve reivindicar os mesmos direitos que a cirurgia; o aumento das aflições que ela impõe ao doente durante o tratamento é, se observada a boa técnica, incomparavelmente menor que as infligidas pelo cirurgião, e, ante a gravidade do sofrimento principal, de modo geral tal sofrimento não deve ser levado em conta. Quanto ao temido desenlace, isto é, a destruição do caráter cultural por obra dos impulsos libertos da repressão, essa é inteiramente impossível, pois essas apreensões não levam em conta o que com certeza nossas experiências nos ensinaram, ou seja, que a potência anímica e somática de uma moção de desejo, sempre que fracassar sua repressão, incide com mais força quando inconsciente do que quando consciente; desse modo, torná-lo consciente só poderá enfraquecê-lo. O desejo inconsciente não pode ser influenciado, ele é independente de toda aspiração contrária, enquanto o consciente é inibido por tudo o que é igualmente consciente e o vem contrariar.

O trabalho psicanalítico se põe então como um substituto melhor para a malsucedida repressão, fazendo-o diretamente a serviço das mais elevadas e valiosas aspirações culturais.

Quais são os destinos dos desejos inconscientes liberados pela psicanálise, por quais vias entendemos torná-los inofensivos para a vida do indivíduo? Essas vias são muitas. O resultado mais comum é que já durante o tratamento esses desejos se façam anulados pela atividade anímica adequada das melhores moções que se lhe contraponham. A *repressão* é substituída por um *juízo adverso* levado a cabo pelos melhores meios. Isso é possível porque em boa parte temos de eliminar apenas consequências dos estágios iniciais de desenvolvimento do eu. O indivíduo, em seu tempo, produz apenas uma repressão do impulso desnecessário, já que outrora ele era débil, e sua organização, ainda imperfeita; em sua maturidade e força atuais ele talvez possa governar de maneira inatacável o que lhe era hostil. Uma segunda saída do trabalho psicanalítico é a de poder aportar às pulsões inconscientes descobertas o emprego conforme a fins que já deveriam ter encontrado antes, se seu desenvolvimento não estivesse perturbado. A aniquilação das moções de desejo infantil de modo algum é o objetivo ideal do desenvolvimento. Em função de repressões, o neurótico sofreu a perda de muitas fontes de sua energia anímica, cujos afluxos teriam sido valiosos para a formação do caráter e de atividades na vida. Conhecemos um processo de desenvolvimento bastante adequado, o da chamada *sublimação*, por meio do qual a energia de moções infantis de desejos não é bloqueada, mas se mantém passível de ser empregada, substituindo-se a meta das moções individuais por outra, mais elevada, eventualmente já não mais de caráter sexual. Precisamente os componentes das pulsões sexuais são os que se destacam por tais capacidades de sublimação, de intercâmbio de meta sexual por outra mais longínqua e de maior valor social. É provável que bem aos aportes de energia obtidos dessa maneira para nossas operações anímicas estamos a dever as mais elevadas realizações culturais. Quando se dá prematuramente, a repressão exclui a sublimação do impulso reprimido; após a anulação da repressão, a via para a sublimação encontra-se novamente livre.

Não podemos deixar de invocar também a terceira das saídas possíveis do trabalho psicanalítico. Certo percentual das moções libidinosas reprimidas tem direito a uma satisfação direta e deve encontrá-la na vida. Nossas exigências culturais dificultam a vida para a maioria das organizações humanas, promovendo uma atitude esquiva em relação à realidade e ao surgimento de neuroses, sem que se tenha um superávit de ganho cultural em razão do excesso de repressão sexual. Não devemos nos arrogar a completamente perder de vista nossa natureza originalmente animal, como também não devemos nos esquecer de que a satisfação da felicidade do indivíduo não deve ser vedada pelos objetivos de nossa cultura. A plasticidade dos componentes sexuais, que se manifesta em sua capacidade de sublimação, pode, sim, representar uma grande tentação para, por meio de sua sublimação contínua e cada vez mais intensa, chegarmos a sempre maiores efeitos culturais. Mas assim como em nossas máquinas contamos converter em trabalho apenas determinada fração do calor dispendido, tampouco devemos aspirar a alienar o inteiro montante de energia dos impulsos sexuais da sua real finalidade. Nem mesmo o conseguiríamos, e quando a limitação da sexualidade for algo excessivamente exercida, isso trará consigo todos os danos de uma exploração abusiva.

Não sei se os senhores vão considerar presunçoso de minha parte concluir aqui com uma advertência. Atrevo-me a fazer uma apresentação apenas indireta de minha convicção, narrando-lhes um velho episódio engraçado, de cuja moral deverão fazer proveito. A literatura alemã conhece uma cidadezinha chamada Schilda, de cujos habitantes se contam travessuras e espertezas possíveis. Os cidadãos de Schilda, assim se narra, possuíam um cavalo com cujo rendimento estavam muito satisfeitos, ele tinha apenas um problema, o de consumir aveia demais; e a aveia era cara. Decidiram tirar dele esse mau costume pouco a pouco, dia a dia diminuindo a ração em alguns grãos, até ele se habituar à completa abstinência. Funcionou durante algum tempo, o cavalo já estava sendo desmamado com apenas um grão, e no dia seguinte, finalmente, ele deveria trabalhar sem aveia. Pois na manhã desse dia encontraram morto o insidioso animal; os cidadãos de Schilda não conseguiam explicar por que ele tinha morrido.

Estamos inclinados a acreditar que o cavalo estava com fome e, sem uma certa ração de aveia, não se podia esperar do animal rendimento algum.

Eu lhes agradeço pelo convite e pela atenção que me dispensaram.

Este livro foi impresso pela Gráfica Rettec
em fonte Minion Pro sobre papel Pólen Bold 90 g/m²
para a Edipro no outono de 2023.